飞行人员脊柱伤病的诊治和预防

卫　杰　董　静　支　艳　主编

金盾出版社

内 容 提 要

本书从中西医结合角度介绍了飞行人员脊柱伤病的特点、诊治、预防、保健知识和方法。全书分为三章，详细阐述了飞行人员脊柱伤病的概念、特点；脊柱的结构、功能，以及飞行人员脊柱结构和功能的职业需求特点；飞行人员常见的12种脊柱伤病的诊断、治疗和康复。

本书为临床医学参考用书，内容丰富，资料翔实，结构合理，层次分明，系统完备，可供航空医师及从事相关专业的临床医师使用。

图书在版编目（CIP）数据

飞行人员脊柱伤病的诊治和预防 / 卫杰等主编 .
北京：金盾出版社，2024. 11. -- ISBN 978-7-5186
-1832-3

Ⅰ .R681.5

中国国家版本馆 CIP 数据核字第 2024LV5835 号

飞行人员脊柱伤病的诊治和预防

FEIXING RENYUAN JIZHU SHANGBING DE ZHENZHI HE YUFANG

卫 杰 董 静 支 艳 主编

出版发行：	金盾出版社	**开　　本：**	710mm × 1000mm　1/16
地　　址：	北京市丰台区晓月中路 29 号	**印　　张：**	9.75
邮政编码：	100165	**字　　数：**	138 千字
电　　话：	（010）68276683	**版　　次：**	2024 年 11 月第 1 版
	（010）68214039	**印　　次：**	2024 年 11 月第 1 次印刷
印刷装订：	北京凌奇印刷有限责任公司	**印　　数：**	1 ~ 200 册
经　　销：	新华书店	**定　　价：**	48.00 元

编委会

主　编　卫　杰　董　静　支　艳

副主编　刘文君　皮徽平　孟庆扬

编　著　（以姓氏笔画为序）

王　飞　牛天慧　苏布衣　李净草

宋晓琳　张　宁　张惠杰　陈其凤

范　宇　孟凡荣　秦海军　郭　伟

童　浩　甄　鹰　潘　澎

前　　言

脊柱伤病是肌肉、骨骼系统常见疾病，是世界上发病率较高的职业性疾病。85%以上的普通人一生会出现脊柱伤病。由于特殊的工作环境，飞行人员发病率和患病率更高。脊柱伤病不仅造成飞行人员脊柱及相关部位疼痛、活动受限，影响生活质量，降低飞行效能，还是飞行人员伤病停训、停飞的主要原因之一。

从西方医学角度看，脊柱伤病与脊柱解剖结构错位、退变、软组织炎症、神经病变等有关。从中医角度的气血经络理论看，也能很好地解释脊柱伤病的发病机理。本着实用性目的，本书介绍了脊柱伤病的概念，脊柱的结构和功能，常见脊柱伤病的中西医诊断、治疗、运动康复等内容，主要针对广大基层医务工作者阅读使用，也适合患病飞行人员参考。

在编写过程中，本单位的领导及工作人员给予热情帮助和大力支持，向他们致以衷心的感谢。同时，对本书中所引用资料的作者和出版者，也表示衷心的感谢。

由于编写人员水平和经验有限，书中若有疏漏之处，请各位读者和同仁批评指正。

目　　录

目 录

第一章 概 述

第一节 脊柱伤病的概念

脊柱伤病是脊柱伤痛与脊柱疾病的统称（图 1－1）。中医认为脊柱伤病主要指“筋伤”和微小“错位”。脊柱伤痛分为急性扭挫伤和慢性劳损。

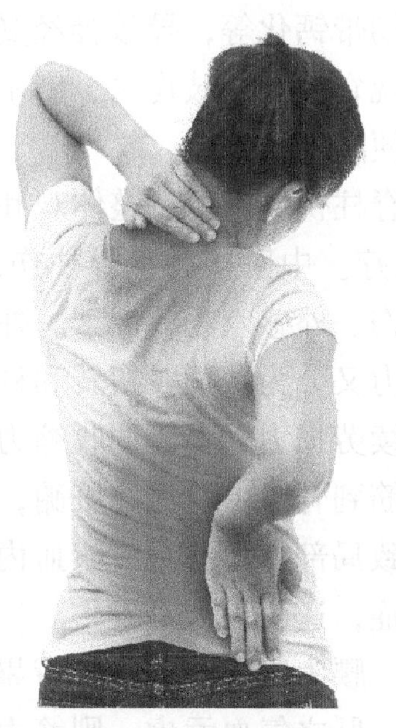

图 1－1 脊柱伤病

脊柱急性扭挫伤，常发生于肌肉强力收缩、运动姿势不良、被动运动、脊柱不稳等情况。脊柱及相关肌肉、筋膜、韧带、血管等受到牵拉、挤压、扭转而引起的损伤，其病理改变程度不同，病变性质各异。常见神经末梢伤害性感受器受到刺激产生疼痛；肌肉紧张或痉挛；筋膜、韧带、关节囊水肿，毛细血管渗出甚至破裂出血；椎间关节错位；关节间滑膜嵌顿等。临床表现为疼痛、活动受限及异常姿势。

脊柱慢性劳损是由于长期姿势不良、反复运动、急性扭挫伤未痊愈、阴冷潮湿环境等因素作用下，导致脊柱及相关肌肉、筋膜、韧带反复水肿，慢性炎症、粘连或剥离，局部肌肉张力高，血液循环下降，神经末梢营养差、粘连，椎间关节活动度减少的一种慢性损伤。表现为局部发紧、酸胀、疼痛，久坐、劳累、着凉加重，休息热疗后减轻。

脊柱疾病以颈椎病和腰椎间盘突出症为代表，指脊椎及连接结构的损伤退变，出现纤维环破裂、椎间盘突出、椎间隙狭窄、脊椎增生、黄韧带肥厚、韧带钙化等，导致神经受压、水肿、炎症、粘连，甚至变性等，出现脊柱及四肢疼痛、麻木，活动受限，甚至肌肉无力、萎缩，大小便障碍等。

中西医结合诊治脊柱伤病，坚持整体观和辨证论治，明确病因和病机有助于精准治疗。中医认为，脊柱伤病的病因有外因和内因。外因包括外力损伤、外感六淫等因素。外力主要分为直接暴力和间接暴力，间接暴力又分为传达、扭转和杠杆暴力。外力还包括肌肉强大收缩力、持续劳损力、不协调收缩力。持续劳损力多由轻及重、由表入里、由筋到骨、由气血达脏腑，特点是病情迁延，反复发作，病情持续导致局部气血不足，淤血内停，经脉阻塞，此时风寒湿邪入侵而成痹症，逢阴雨天易发作。气血损伤波及脏腑，以肝肾明显，肾主腰足，腰为肾之腑，长期劳累，耗伤气血，气虚精亏则肾更虚；肝主筋，肝之气血亏虚，则筋力不健，运动不利。不协调收缩力多于不良姿势下出现。内因包括年龄、体质、局部解剖特点、职业和其他疾病如内分泌障碍等。

从整体观和辨证施治角度看，脊柱伤病多由于皮肉筋骨损伤引起气血瘀阻、经络阻塞、津血亏损，或淤血邪毒由表入里，而导致脏腑不和；另一方面，也可以是脏腑不和由里达表，引起经络、气血、津液病变，导致皮肉筋骨病损。损伤的病机分为皮肉筋骨病机、气血精津病机和脏腑经络病机。脊柱伤病病机与伤筋、伤骨、伤气、肝肾虚、经络运行阻滞有关。

第二节 飞行人员脊柱伤病特点

脊柱伤病，与遗传因素、年龄、性别、职业、吸烟、饮酒、肥胖、营养状况、肌肉力量和灵活性、生活中的不良姿势和习惯、手机使用时间、是否规律参与运动、个体性格特征、工作生活环境、气候、社会文化背景、医疗报销政策等多种诱因和危险因素有关，但是各种危险因素在发病过程中的权重尚未明确。关于飞行人员脊柱伤病的特点如下。

飞行人员脊柱伤病，一直居于门诊、住院榜的首位。不同机种飞行人员的发病率不同，歼击机及武装直升机飞行员的发病率高。据报道，外军歼击机飞行员颈痛发生率明显高于其他机种，分别为84.4%和15.6%。脊柱伤病在造成患者躯体痛苦、功能受限的同时，有些慢性患者还会出现焦虑情绪，甚至抑郁状态，生活质量下降。飞行人员生活质量下降，直接影响训练与任务效能。具体包括因病痛无法完成高难度飞行动作，因病休假，甚至危害飞行安全。脊柱伤病还会造成飞行暂时不合格，反复发作的患者还面临飞行寿命缩短，甚至永久医学停飞的情况。

目前，高性能战斗机、武装直升机列装进程加速，新装备对飞行人员脊柱、四肢功能提出了更高的要求。新训练大纲的实施，对飞行强度、难度、时间要求更高。未来飞行人员这类疾病的发生率会更高，病痛程度会更严重。

需要特别注意的是年龄和脊柱伤病的关系。脊柱伤病35岁以下患者以急性、亚急性颈腰疼痛为主；35～45岁患者以椎间盘突出、颈椎病、慢性颈痛、慢性腰痛、峡部裂、脊柱滑脱为主；50 岁以上患者，骨关节炎、椎管狭窄的发生率逐渐增高。

不同机种飞行员和脊柱伤病的关系。歼击机飞行员在自由空战训练寻找、追踪、锁定目标、躲避追踪过程中，面对脊柱承受高载荷、高载荷变化率、持续性高载荷时，颈腰部必然承受巨大压力负荷，脊柱损伤的概率明显增高。高载荷下错误飞行动作，更能直接造成颈椎、腰椎损伤。抗荷动作需要全身肌肉强力收缩以保证脑部血液供应，施加于脊柱的额外负荷增加。

直升机座舱内的振动会增加飞行员腰椎伤病的发生率；武装直升机飞行员佩戴头盔，特别是加装夜视仪的头盔，增加了颈肩痛和颈椎病的发生率。

运输机、轰炸机和无人机操控员，长时间久坐工作增加脊柱劳损的概率。有些运输机内无加压、增氧设备，气温低、含氧量低都会增加脊柱伤病的发生概率。

各种机型的共同特点如下。座舱人机工效，与颈肩腰腿痛有关的是座舱布局、座椅位置、座椅规格、靠背角度，头盔的重量和配重，操控杆的位置等。以歼击机、武装直升机飞行员为典型代表，飞行需要集中注意力，精神高度紧张，随时应对突发情况，产生的高强度的心理压力也会增加颈肩腰腿疼痛。

影响疾病转归和医学鉴定的因素包括：①病理改变的性质，从单纯的组织水肿到椎间盘突出甚至脊髓受压变性；②症状的严重程度不同，可以表现为轻度一过性疼痛，也可能严重到瘫痪甚至危及生命；③需要的医疗措施和医疗机构不同，有些疾病通过诊治即可治愈，有些则需要在医院专科行手术治疗；④飞行人员对疾病的观念和认知不同，性格特征不同，治疗康复过程中配合程度不同，都会影响疾病的转归和结局。大多数飞行员患者治愈后经航空医学鉴定适合飞行，也有少数因治疗不理想经航空医学鉴定不适合飞行。

第二章　脊柱的结构和功能

第一节　脊柱的解剖结构

脊柱由颈椎（C）、胸椎（T）、腰椎（L）、骶椎（S）、尾椎构成（图2-1），从发际线至肩平面为颈椎，肩平面至肋骨下平面为胸椎，双臀之间为骶椎、尾椎，骶椎、尾椎与胸椎之间为腰椎。

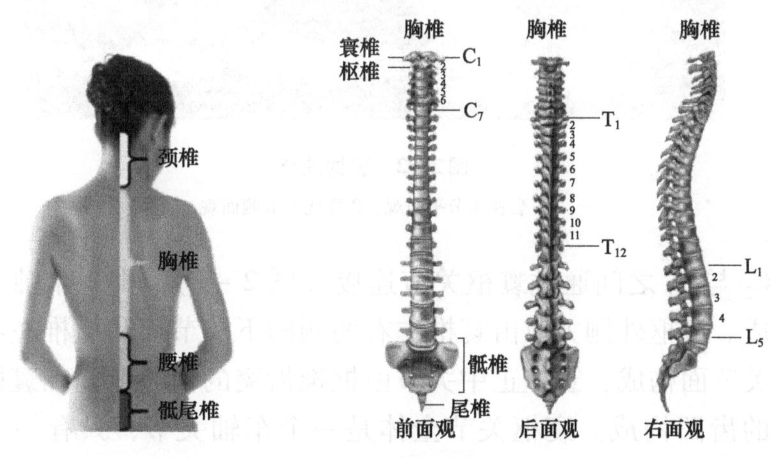

图2-1　脊柱构成

一、颈椎

颈椎上接头颅，下与胸椎相连。从后颅向下触摸至肩膀平面，有4个明显的骨性凸起结构。第1个骨性凸起是枕外隆突，其他依次是C_2棘突、C_6棘突、C_7棘突。颈椎一共有7块，上接颅底下连胸椎。第一颈椎又称为寰椎，外形为环形，上接颅底，下连第二颈椎。第二颈椎又称为枢椎，椎体形似枢轴。其余颈椎从上到下依次称为第三到第七颈椎。人们上下左右转动头颈时，就能感觉到颈椎的运动。

C_1 与颅底通过寰枕关节连接。寰枕关节是由两侧枕髁与寰椎侧块的上关节凹构成的联合关节，属于双轴性椭圆关节（图 2－2）。左右寰枕关节在结构上独立，在机能上联合。前后方向上，头可做屈伸运动；左右方向上，头可做侧屈运动。

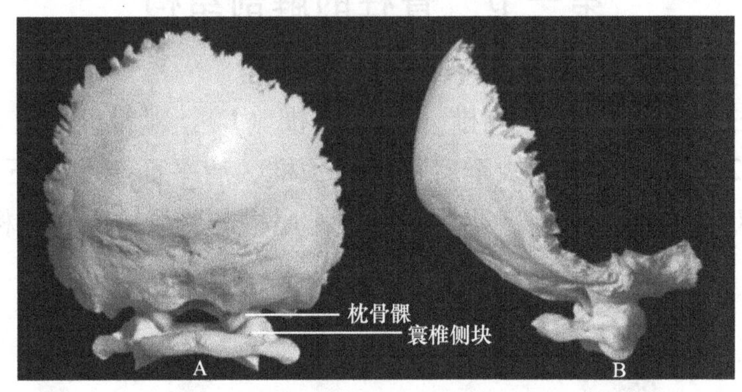

图 2－2　寰枕关节

A 寰枕关节平面观；B 寰枕关节侧面观

C_2 与 C_1 之间通过寰枢关节连接（图 2－3），由 3 个独立的关节构成。寰枢外侧关节由寰椎左右两侧的下关节面和枢椎左右两侧的上关节面构成，寰枢正中关节由枢椎齿突的前关节面和寰椎前弓后面的齿凹构成。寰枢关节全体是一个车轴关节，只有一个运动轴，寰椎与颅一同绕垂直轴做左右回旋运动。

C_3—C_7 的结构特点类似，可从不同角度观察单个颈椎（图 2－4）。与胸椎、腰椎比较，颈椎的特点是椎体较小，呈椭圆形，左右径大于前后径，上面突起（形成侧缘关节），下面凹陷；椎孔较大呈三角形；横突上有横突孔，椎动脉和椎静脉由此孔通过；棘突短而分杈；上下关节突的关节近似水平位，使颈部能灵活运动。相邻椎骨上下切迹围成椎间孔，有脊神经和血管通过。

颈椎间的连接（图 2－5），有 3 种连接方式。第一椎间盘，即椎

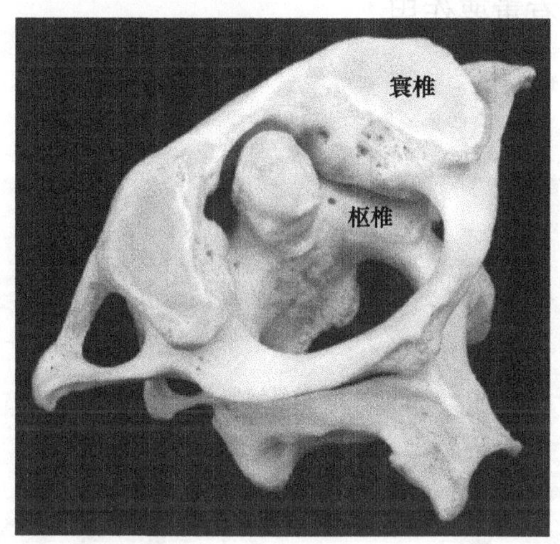

图2-3　寰枢关节上面观

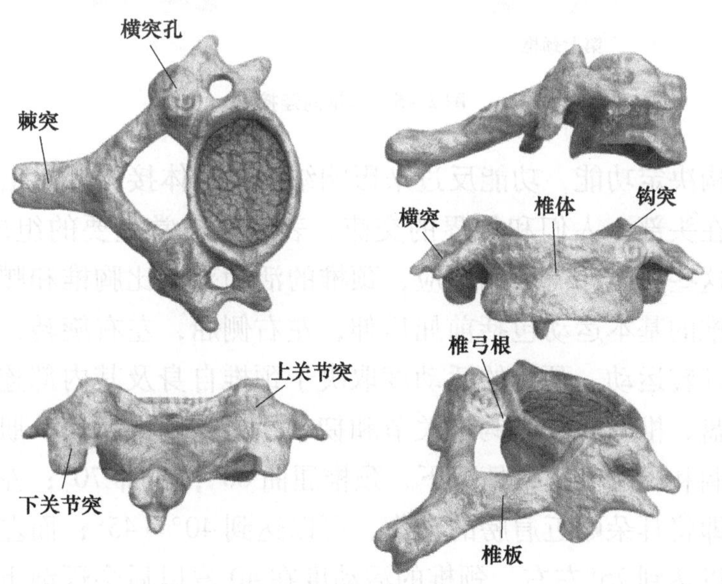

图2-4　颈椎结构

间纤维软骨盘，是椎体之间的主要连接方式。第二椎间关节，包括颈椎的关节突关节、钩椎关节。第三颈椎的韧带，包括前纵韧带、后纵韧带、棘间韧带、项韧带、黄韧带、横突间韧带等，对颈椎的固定及限制颈椎的运动有重要作用。

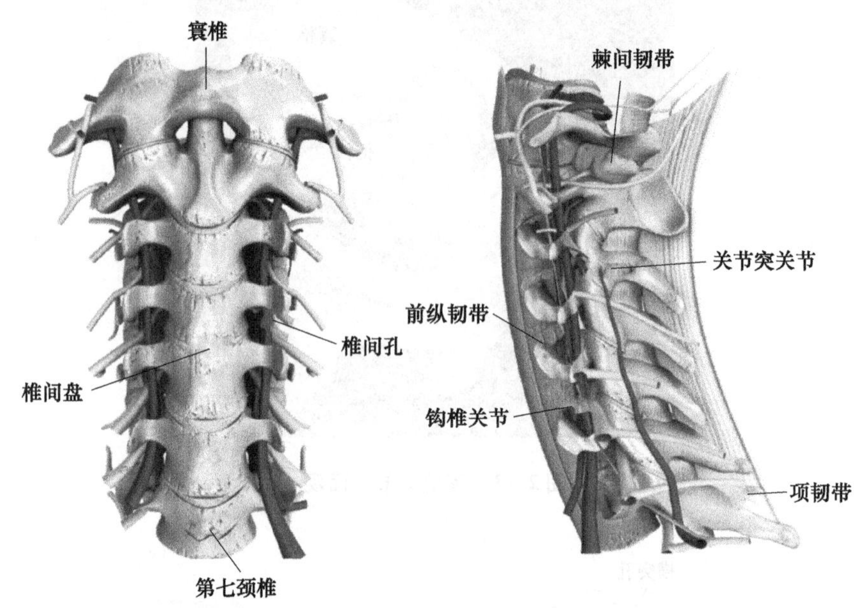

图 2-5　颈椎间连接

结构决定功能，功能反过来影响结构。人体接受外界信息的器官主要在头部，人们和外界的交流，表情是非常重要的组成部分。为了与这些功能和需求相适应，颈椎的活动范围比胸椎和腰椎大得多，颈椎的基本运动包括前屈后伸，左右侧屈，左右旋转，复合运动形成环转运动。颈椎的活动度取决于颈椎自身及其内部连接，包括椎间盘、椎间关节、钩椎关节和韧带，也受周围肌肉、肌腱、筋膜的限制和影响。正常情况下，颈椎屈曲 60°，后伸 70°；左右两侧侧弯，即将耳朵贴近肩膀的动作，可以达到 40°～45°；而左右旋转角度可以达到 75°左右。颈椎的活动度在 40 岁以后会逐渐下降。疾病如颈椎后纵韧带骨化症，长期低头伏案工作、缺乏运动引起的颈部肌肉的疲劳、僵硬，也会降低活动度。

理想情况下，颈椎有一个向前方的前凸曲度（图 2-6）。据文献报道，从 C_2—C_7 采用 Cobb 测量方法，颈椎曲度正常值为31°～40°。在手机、电脑大规模使用的现实情况下，这种理想状态几乎不存在，笔者2020年测量了某军校200多名健康学员颈椎X线，颈椎曲度平均值为9.4°。

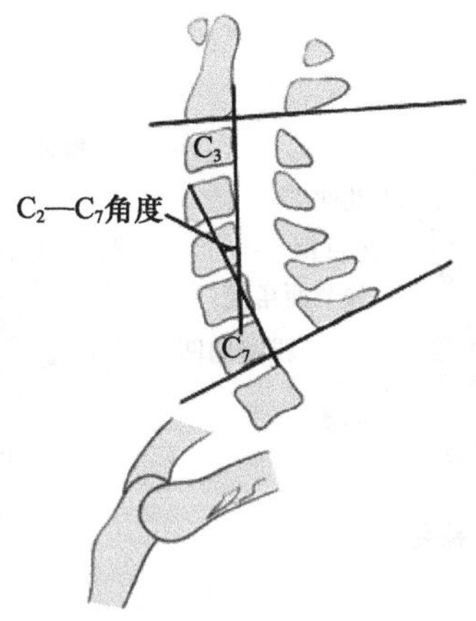

图2-6 颈椎曲度测量

二、胸椎

胸椎位于活动的颈椎和腰椎之间，胸椎有12块椎骨。在颈后下部可以摸到凸起最高的 C_7 棘突，棘突的下方就是 T_1 棘突。继续向下触摸，背部的高点是 T_8 的棘突。而沿后背最下方的肋骨交会的部位就是 T_{12} 棘突。向后扩胸运动时，后背正中部分就是胸椎棘突所在的部位。

胸椎椎体的横切面呈心形，上位胸椎近似颈椎，下位胸椎则近似腰椎。胸椎椎体侧面分上下缘，有上肋凹和下肋凹与肋头相关节，上肋凹一般较下肋凹要大（图2-7）。T_{10} 椎体只有一个上肋凹，T_{11}—T_{12} 在胸椎的侧方有一个全肋凹。椎孔为圆形，较颈椎的要小。横突末端前面有圆形的横突肋凹与肋结节相关节。上下关节突的关节面近似冠（额）状位，上关节突关节面平坦，而下关节突关节面略凹陷。胸椎棘突较长，伸向后下方，彼此叠掩，呈覆瓦状，上下部胸椎的棘突较平，中部最斜。T_1 椎体的横径较矢状径大2倍，T_2 以下椎体横径变小，矢状径增长。横突自上而下逐渐变短。

T_5—T_8 棘突最长。自 T_8 以下，棘突逐渐缩短，至 T_{12} 棘突呈接近水平方向。

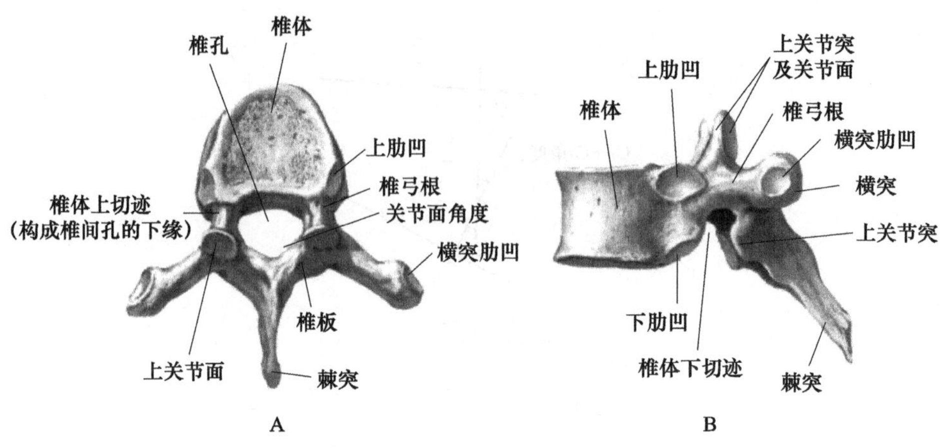

图 2-7　胸椎上面观与侧面观

A 胸椎（上面观）；B 胸椎（侧面观）

胸椎通过肋骨与胸骨连接组成胸廓，且密不可分（图 2-8）。胸椎之间的连接包括胸椎上下的椎间盘、胸椎上下左右各 4 个关节。胸椎和肋骨之间的连接包括肋椎关节和肋横突关节。因此，胸椎的运动特别是旋转运动范围小。为了适应呼吸功能，组成胸廓后方的胸椎，其生理曲度向后。与相对自由的颈椎和腰椎相比，支具矫正胸椎侧弯疗效较好。

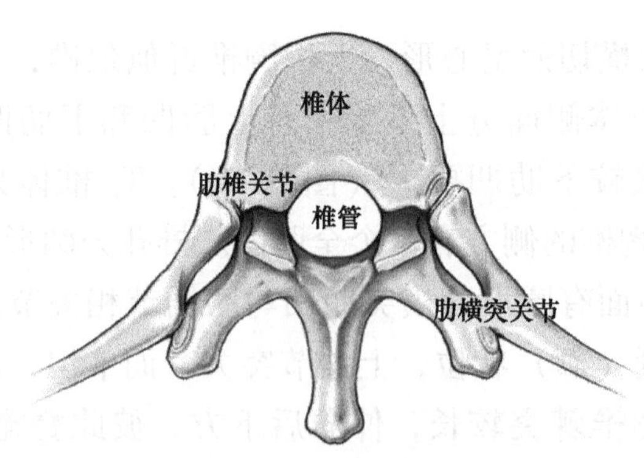

图 2-8　胸椎和肋骨连接

三、腰椎

腰椎上接胸椎，下面以骶椎为基座。双手叉腰，拇指向前，与胯骨上缘水平连线相交的点为 L_4 的棘突，双手中指尖端多可以触及。双手叉腰，拇指向后，拇指一般能摸到双侧 L_3 横突，一般距离中线 2～2.5cm。站立向前弯曲、后仰，弯曲时能感到腰椎棘上韧带被拉开，后仰时感到腰椎后关节挤压感。仰卧床上，屈膝屈髋，背部尽量紧贴床面，左右晃动下肢时，能感到腰椎的旋转。

腰椎由 5 个椎体构成（图 2－9），腰椎椎体高大，前高后低，呈肾形。椎孔大，呈三角形，大于胸椎，小于颈椎。关节突呈矢状位，上关节突的关节面凹，向后内侧，下关节突的关节面凸，向前外侧。上下排列如同叠罗汉，下面的人用手掌托着上面人的脚底。上关节的外侧有一乳突，棘突为四方形的骨板，水平地突向后。横突短而薄，伸向后外方，根部的后下侧有一小结节，称为副突，在发生过程中横突与肋同源，副突应为真正的横突。L_1—L_3 的横突逐

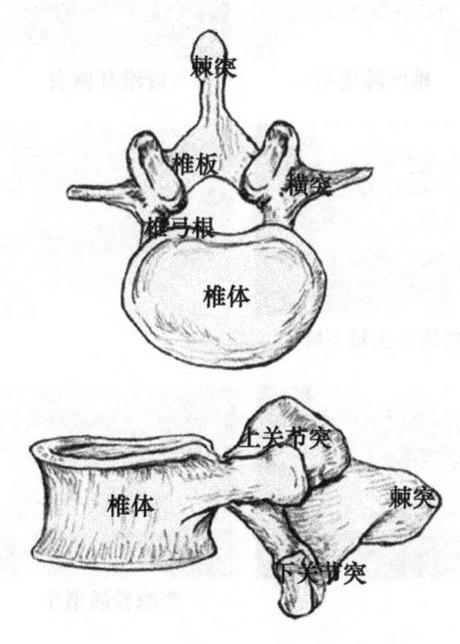

图 2－9　腰椎上面观和侧面观

渐增长，以 L_3 最长，L_4、L_5 的则逐渐变短。L_5 椎体特别大，椎体前面特别高，当 L_5 与骶骨相接时，构成向前凸的岬。腰椎曲度向前，文献报道正常值为20°~45°，笔者测量了153 名健康军校学员，平均值为23.8°。

腰椎间盘突出症是多发病、常见病。正常椎间盘和退变突出的椎间盘对比，如图2-10 所示。腰椎间盘位于两个椎体之间，是一个具有流体力学特性的结构，由髓核、纤维环和软骨板3 个部分构成，其中髓核为中央部分，纤维环为周围部分，包绕髓核，软骨板为上、下部分，直接与椎体骨组织相连，整个腰椎间盘的厚度为8~10mm。图2-10 左侧一列可见，健康椎间盘髓核为黏性透明胶状物质，占椎间盘横断面的50%~60%，在运动时起类似轴承的作用。在脊柱侧弯、扭转时，椎间盘内后方的髓核可以在纤维环与软骨终板组成的结构中很好地流动。健康的髓核呈胶冻样，易碎；严

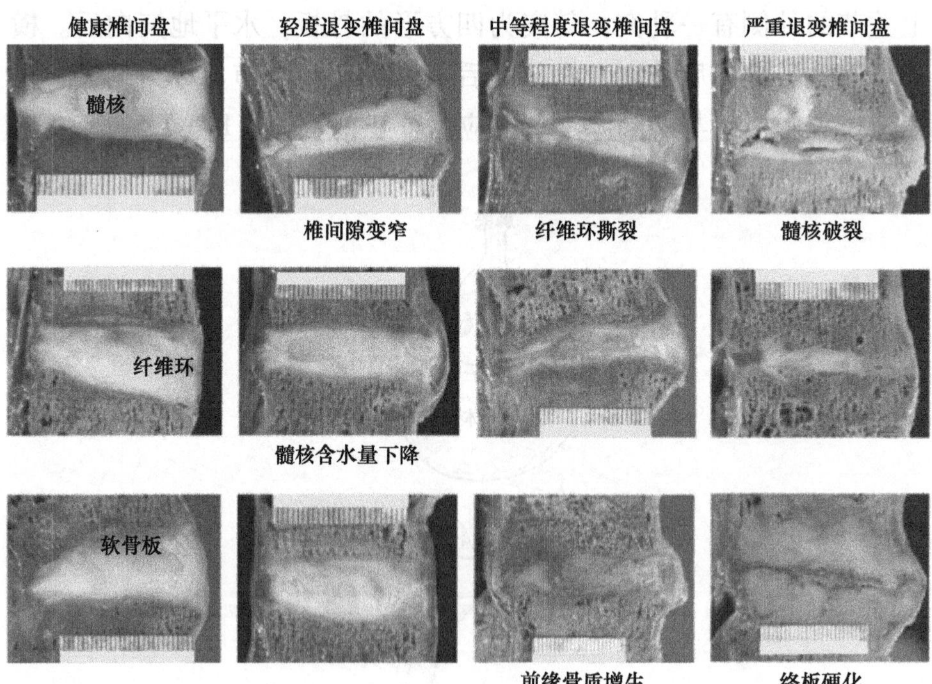

图2-10　椎间盘及其退变

重退变后的髓核呈烧烤中的“肉筋”，很难分割；部分严重退变的髓核，被吸收出现 CT 影像检查所谓的“真空征”。

纤维环由外、中、内三层呈同心圆排列的纤维构成。外层主要为胶原纤维成分，内层是纤维软骨带，各层间有黏合样物质黏合。纤维层内纤维平行排列，层间纤维相互交叉，相邻纤维层与椎间盘平面成 ±30°夹角。纤维环的前侧、两侧的纤维层最厚，平行斜向两椎体，后侧的纤维层只有它们的一半，但也有 12 层并且排列要比两边的复杂。纤维环中外层纤维通过 Sharpey's 纤维紧密地附着于两个椎体的垢环之间，内层纤维连于上下软骨终板上，形成略带弧形的结构，很好地保存了髓核的胶体成分，维持髓核的位置与形状，保证整个椎间盘的负重和轴承作用的发挥。较薄的后层纤维在结构上属于内层，它的最里面纤维直接进入髓核与细胞间质相连，和髓核无明显的界限。腰椎前屈、后仰时，纤维环薄的后壁给髓核的移动提供了一定的弹性空间，较厚的前侧纤维环则提供髓核与脏器之间的隔护，共同协调脊柱的生理活动。

软骨板为透明的无血管的软骨组织，在椎体上下各有一个，平均厚度为 1mm，在中心区更薄，呈半透明状，位于骨后环之内。软骨终板内无神经组织，因此当软骨终板损伤后，既不产生疼痛症状，也不能自行修复。椎体上下无血管的软骨板如同膝、髋关节软骨一样，可以承受压力，起保护椎骨、缓冲压力、连接椎体和椎间盘之间的营养交换的作用，在幼儿时是椎体骨质的生长区域。有些脊柱影像报告所说的施莫尔结节，就是软骨板损伤并累及软骨板下骨质，出现硬化。

随着椎间盘退变，髓核水分减少，胶原增粗，纤维环与髓核分界不明显，被包绕在纤维环中通过形变将椎体传来的压力呈放射状散开。正常人椎间盘的高度一日之内有变化，晚间较晨起时矮 1.5 ~ 2.4cm，这与髓核含水量有关。随着退变程度加重，老年人椎间盘含水量下降，高度变化较少。

四、骶椎、尾椎

骶椎、尾椎是脊柱的末端，呈倒三角形。用手沿胯骨上部的边缘向后摸，可以摸到一个骨性凸起的部分，就是髂后上棘。尾椎位于两侧臀沟在后方中线的交点处，肛门的后方，触摸可及向前方的骨性凸起。两侧髂后上棘下方和尾骨尖的连线代表骶椎、尾椎区域。

骶椎上方与腰椎形成腰骶关节，下方由骶尾关节与尾椎连接，外侧经骶髂关节与髂骨连接（图 2 – 11）。骶椎是人体重量从躯干向下肢传导的枢纽，前方有骶骨岬、骶横嵴、骶骨前孔，后方有骶正中嵴、骶中间嵴、骶骨后孔、骶外侧嵴，骶骨嵴为诸多韧带、肌腱的附着点。坐骨神经经骶前孔发出组合而成，与腰椎间盘突出症和坐骨神经痛有关；骶神经后支经过骶后孔穿出，与骶臀疼痛有关。女性怀孕分娩过程，包括骨盆韧带松弛，骨缝变大；常见的臀部着地摔倒伤及尾椎，这两类情况都与尾骨部位疼痛有关。

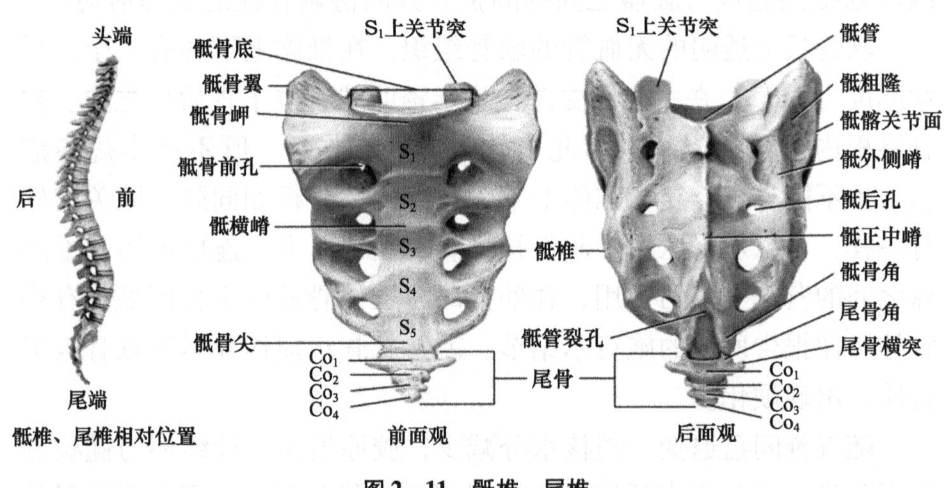

图 2 – 11 骶椎、尾椎

五、脊髓和脊神经

脊柱椎管内容脊髓。脊髓是中枢神经的低级部分，起源于胚胎时期神经管的末端，原始神经管的管腔形成脊髓中央管，在构造上保留着节段性，与分布于躯干和四肢的31对脊神经相连。正常状态下，脊髓的活动是在脑的控制下进行的，但脊髓本身也能完成许多反射活动，如膝跳反射就在脊髓内完成。

脊髓可分为31个节段，即颈髓8个节段、胸髓12个节段、腰髓5个节段、骶髓5个节段和尾髓1个节段。脊神经根在脊髓圆锥下方，围绕终丝聚集成束，形成马尾（图2－12）。

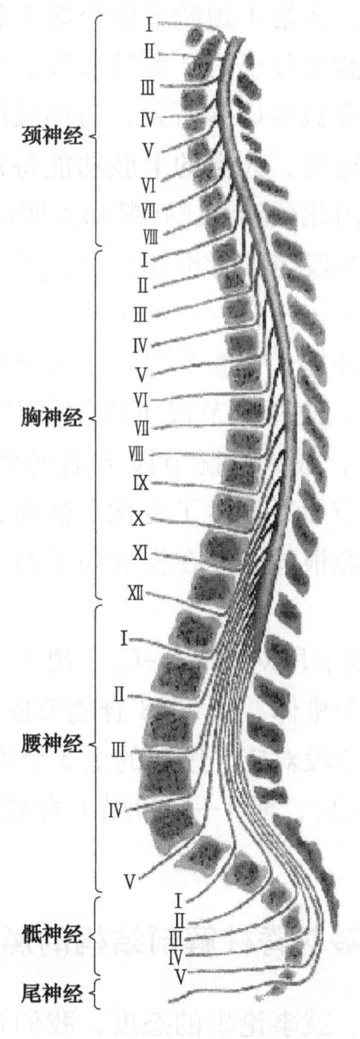

图2－12 脊髓和脊神经

脊髓位于椎管内，外包3层被膜，与脊柱的弯曲一致。脊髓上端在枕骨大孔处与延髓相连，下端变细呈圆锥状称作脊髓圆锥，尖端约平对 L_1 下缘，软脊膜由此向下续为一条结缔组织细丝，即终丝，其下端附于尾椎的背面，起固定脊髓的作用。因 L_1 以下已无脊髓，故临床上进行脊髓蛛网膜下隙穿刺抽取脑脊液或麻醉时，常选择 L_3、L_4 棘突间进针，以免损伤脊髓。

脊髓呈前后稍扁的圆柱形，全长粗细不等，有两个梭形膨大部。上方的称颈膨大，从第 4 颈髓节段至第 1 胸髓节段；下方的称腰骶膨大，从第 1 腰髓节段至第 3 骶髓节段。两个膨大的形成是由于此处神经细胞和纤维数目增多所致，与四肢的出现有关。膨大的发展与四肢的发展相适应，人类的上肢功能特别发达，较下肢动作精细程度明显增强，因此颈膨大比腰骶膨大明显。

胚胎早期，脊髓节段与椎骨椎体长度几乎相等，每一个脊髓节段大体对应一个椎骨椎体，脊神经根也几乎呈水平位向外进入椎间孔。从胚胎第 4 个月开始，脊髓节段的生长逐渐慢于脊柱，因脊髓节段上端与延髓相连，故脊髓节段下端逐渐相对上移。新生儿时，脊髓节段的下端平 L_3；成人脊髓节段下端则平 L_1 体下缘，故脊髓节段与椎骨原有的对应关系发生了变化。然而，脊神经仍从原来的椎间孔离开椎骨，神经根丝必须在椎管内下行一段后，才可到达相应的椎间孔。

成人颈 1—4 脊髓节段对应 C_1—C_4，颈 5—8 和胸 1—4 脊髓节段对应同序数的上 1 个椎体，胸 5—8 脊髓节段对应同序数的上 2 个椎体，胸 9—12 脊髓节段对应同序数的上 3 个椎体，腰 1—5 脊髓节段与 T_{10}—T_{11} 椎体相对应，骶 1—5 和尾 1 脊髓节段与 T_{12}、L_1 椎体对应。

六、进化和年龄对脊柱解剖结构的影响

本着不泛泛而谈、就事论事的态度，我们在医患协作进行脊柱伤病的诊疗时，几乎所有患者和相当多的医师都把影像学的形态结

构描述想当然地当作病变。诸如前、后位片发现的脊柱侧弯，侧位片看到的曲度变直或反向或加深，脊椎增生、钙化，椎间盘退变突出、纤维环撕裂，脊椎间隙狭窄，椎管狭窄，峡部裂、滑脱，椎板下许莫氏结节，椎体血管瘤、脂肪沉积，骶管囊肿等。

在腰椎退变中，T_{12}—L_1 为正常椎间盘；L_1—L_2 椎间盘退变；L_2—L_3 椎间盘向四周膨出；L_3—L_4 椎间盘向后突出；L_4—L_5 椎间隙狭窄；L_5—S_1 椎间盘病变并有前缘骨桥形成、椎间关节增生（图 2－13）。这些改变是造成身体痛苦的原因，而这些改变大多随着年龄增长而出现或加重。人的一生，《黄帝内经 · 素问 · 六微旨大论》描述的全面精准简练，“生长壮老已”5 个阶段。目前影像学的结果，是与理想状态下完美人体进行比较而得到的结果。年龄这个基本因素并不提及，更不用说个体的生活职业特点。

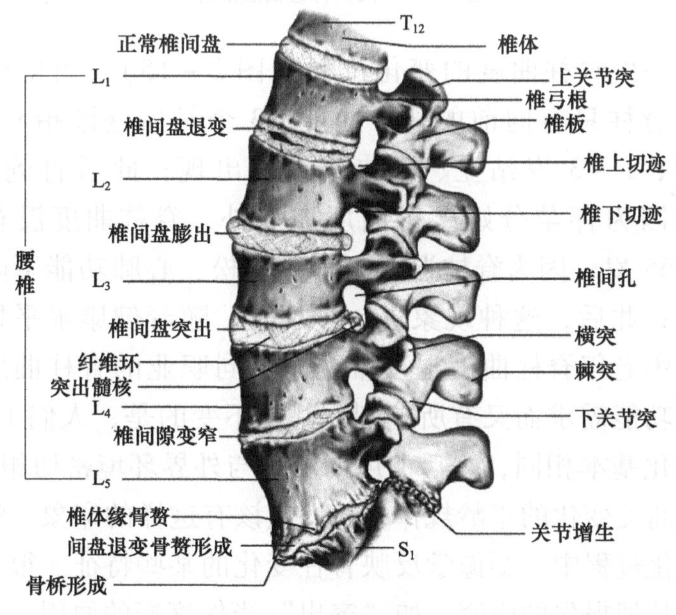

图 2－13 腰椎退变

人类脊柱曲度进化（图 2－14），4000 万年前爬行猿仅有颈曲，腰曲、胸曲没有出现；400 万年前出现直立行走人类，颈曲、胸曲、腰曲形成；5000 年左右开始出现人类文明史，大多数人类主要从事户外农业畜牧生产；300 年前开始的工业革命，大多数人类从站立工作转变为坐位工作；近 20 年对手机和电脑的使用，腰曲变小、胸曲后鼓、头颈前伸。可以发现，整个人类进化历史中，人类脊柱的曲度逐渐变化，与功能需求相互影响，从四足爬行，到半直立行走，到直立行走，最后到工业革命、信息革命后屈膝、弯腰、低头。

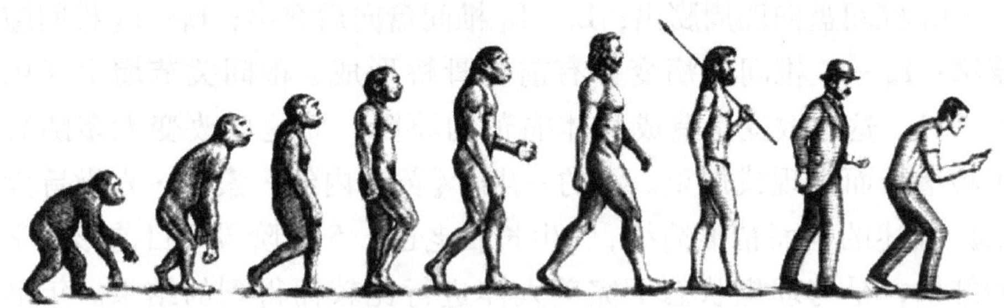
4000万年
2500万年
1000万年
400万年
200万年
15万年
5000年
300年
20年

图 2－14　人类脊柱曲度进化

个体一生脊柱曲度的变化过程（图 2－15）：出生后 3 个月前，整个脊柱只有向前的一个曲度；3 个月后逐渐抬头、坐位，颈曲出现；1～3 岁站立、行走，腰曲出现；此后直到 50 岁左右，女性因为怀孕分娩腰椎曲度加深外，脊柱曲度没有明显变化；50～65 岁，因为脊柱退变、骨质疏松、心肺功能下降，出现胸椎后鼓；此后，这种现象进一步加重。随着健康水平提高，寿命增加，中老年脊柱曲度退变推延。不同职业的脊柱曲度，因为适应不同功能需求而又有所差别。基本不变的是，人们 10 岁以前的曲度变化基本相同，之后曲度的变化与外界环境密切相关。

了解曲度变化的年龄规律，我们应该有这样的印象，脊柱是在不断的变化过程中，影像学反映脊柱变化的某些特征。很多患者包括部分医师把报告的内容，如“突出”当作疼痛的原因，大多使用“压迫”来解释突出和疼痛之间的关系，对于复杂因素的脊柱伤病，这种认知并不符合临床实践发现。飞行人员体检资料全面、细致，接受的医疗服务水平高。对于飞行人员，现实中从一个时间点看，两者之间的关系存在以下四种现象。第一种，腰椎间盘突出和腰腿

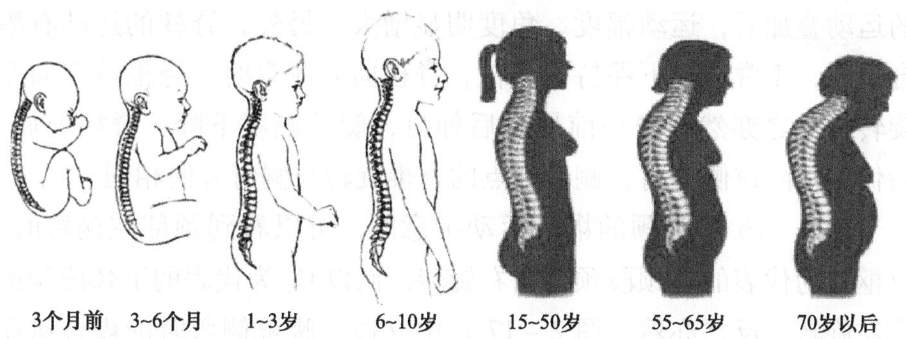

图 2－15　个体脊柱曲度随年龄变化情况

疼痛同时存在；第二种，有腰椎间盘突出而没有腰腿疼痛；第三种，没有腰椎间盘突出而有腰腿疼痛；第四种，既没有腰椎间盘突出也没有腰腿疼痛。在目前的医疗实践中，第一种对医患的影响最大，时常建议手术治疗；第二种因为没有疼痛所以突出几乎都是体检发现的；第三种大多数医师都会说没事，休息用药就好；第四种情况虽然大量存在，但是基本没有学者关注。

第二节　脊柱的功能

脊柱有三大功能，支持、保护和运动。脊柱上方通过寰枕关节，连接、承托头颅；中间胸椎除承载颈椎，还通过肋骨连接胸骨，继而经锁骨、肩胛骨与上肢相连；下方腰椎承载胸椎，还通过腰骶关节、骶髂关节、骨盆与下肢相连。对于整个人体，脊柱作为中轴，连接着人体，发挥着支持作用。

脊柱的椎管上与枕骨大孔相连，下方终于骶管，容纳脊髓、神经根，保护脊髓和神经根，脊髓下端位于 L_1 下缘，下方为马尾和终丝，终丝止于 S_2 背面，组织学上终丝为软脊膜细丝。

躯干的运动主要由脊柱运动来完成，可以完成屈伸、侧弯、旋转运动，特点是相邻两个脊椎间的运动幅度、角度有限，多个脊椎的运动叠加后，运动幅度、角度明显增大。另外，脊柱的运动有耦合现象，正常情况下保持中立位，脊柱向右侧弯时，脊椎棘突向左旋转；反之亦然。脊柱前屈或后伸时，旋转幅度下降；脊柱前屈、后伸到极限位侧弯时，侧弯顶点的脊椎旋转与侧弯方向相同。

图 2－16 是头颈的耦合运动示意图，可以看到颈部左侧弯时，以枢椎为代表的上颈段颈椎向右旋转，而以 C_6 为代表的下颈段颈椎向左旋转；反之亦然。图 2－17 是中立位胸腰椎侧弯时的耦合运动模式，脊柱向左侧弯时，椎体向左旋转。图 2－18 是胸腰椎前屈或后伸附加侧弯运动时，发生的耦合运动模式，脊柱向左侧弯时，椎体向右旋转。

除以上 3 点外，脊柱还有维持姿势、连接器官和制造血液的功能。良好的姿势是人体对抗重力、保持身体平衡、预防伤病的基础，姿势维持的核心是骨盆和脊柱的良好序列。骨盆与下肢、脊柱与骨盆之间的序列，除了骨性结构的排列，肌肉、韧带、筋膜的形态结构、功能控制发挥着更为重要的作用。

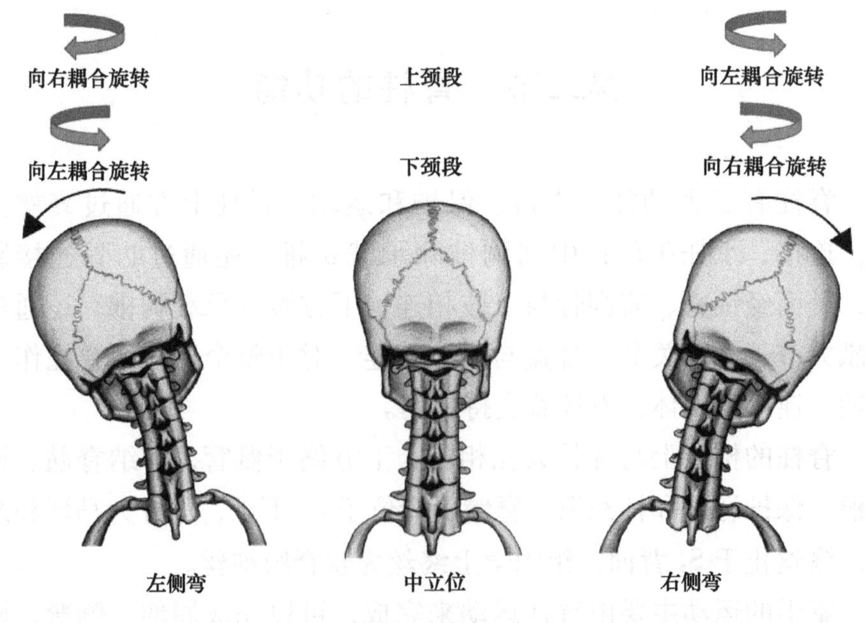

图 2－16　颈椎耦合运动

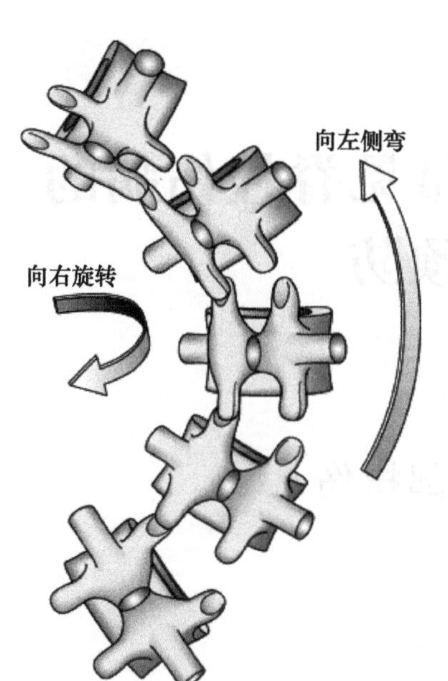

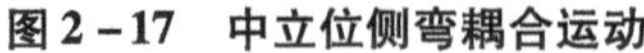

图2－17　中立位侧弯耦合运动

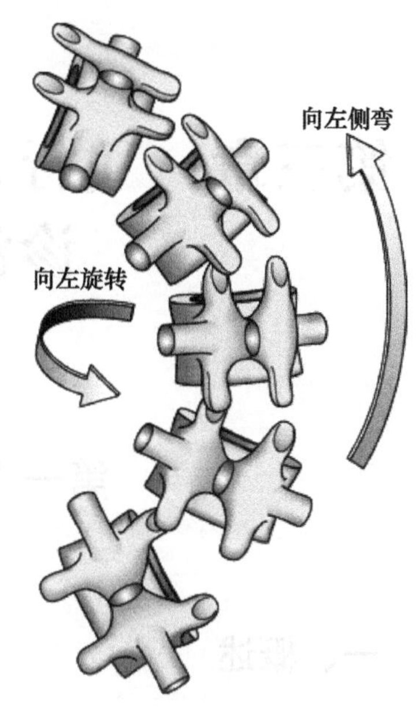

图2－18　非中立位侧弯耦合运动

脊柱除连接肌肉、骨骼系统，在胸腔、腹腔与食道、气管、肠系膜、腹主动脉、下腔静脉紧密相邻。脊柱骨折发生以后，椎体前缘压缩出血，出现腹膜后血肿，会刺激腹腔神经节，从而造成肠蠕动减慢，出现腹疼、腹胀，甚至肠麻痹的症状。

正常成年人的红骨髓与黄骨髓各占一半。红骨髓分布在扁骨(颅骨、胸骨、肋骨、髂骨)、椎骨、锁骨、肩胛骨以及长骨骨骺的骨松质中。椎骨还发挥着一定的造血功能。慢性贫血时，少数患者会出现髓外造血，发生在椎管内会造成神经脊髓压迫，胸椎多见。

第三章　飞行人员常见脊柱伤病的诊治和预防

第一节　颈部扭伤

一、概述

（一）定义及飞行人员发病情况

急性颈部损伤指挥鞭性损伤（whiplash injury，WI）、扭伤、拉伤、挫伤等，造成颈部疼痛、活动受限。疼痛范围从下颌骨下缘、下颌支后缘、乳突和枕外隆突的连线，到胸骨上缘、锁骨、肩峰和 C_7 棘突间的连线之间的区域。疼痛性质以锐痛、刺痛为主，疼痛强度 VAS 评分 4 ~ 8 分，疼痛时间可为一过性疼痛，也可持续 2 ~ 3 周，总病程不超过 4 周。颈部功能受限从活动时不适感，到颈部歪斜、完全不能活动。

飞行人员累计总的发病率达到 94%，歼击机飞行员年发病率为 30.1%，患病率为 10% 左右。

（二）病因

1. 飞行相关病因

歼击机飞行员高载荷飞行时颈部承受过载负荷，前倾腰部屈颈握杆操控时颈部扭伤，前后舱飞行员未能协同飞行导致颈部拉伤，连续长时间飞行造成颈部劳损；直升机飞行员偏侧操作颈部扭伤，头盔特别是加载夜视仪、瞄准具后头盔过重或头盔重心偏移造成的颈部负荷过大，直升机震动造成的颈部损害；运输轰炸机飞行员常规长时间坐位操控飞机，造成颈部劳损。

2. 一般病因

驾乘交通工具造成的挥鞭性损伤，剧烈运动或不协调动作造成的颈部扭伤、挫伤，高枕睡眠造成的颈部拉伤，着凉、受风引起的颈肌痉挛。

3. 病理改变

颈部肌肉、筋膜、韧带、关节囊、椎间关节被动牵拉、扭转，出现以下病理改变：伤害性感受器受刺激产生疼痛；肌肉紧张或痉挛；筋膜、韧带、关节囊水肿，甚至毛细血管渗出出血；椎间关节位置错动；椎间关节滑膜嵌顿。病理变化在初始 24 ~ 72h 内最为明显，其后逐渐缓解，大多在 10 天左右消失。多以功能性损伤为主，少部分局部结构损伤，微小出血、肌肉及韧带撕裂，甚至颈椎间盘损伤，严重者转为亚急性、慢性过程。

二、诊断

急性颈部损伤主要依据病史、症状和体征进行诊断，辅助检查作为参考或鉴别其他疾病的依据。

（1）病史：明确的颈部急性损伤、着凉、不良姿势史。

（2）症状：后颅与颈肩部之间锐痛或刺痛，活动受限。无典型上肢放射疼痛、头晕，无肌力下降与步态不稳。

（3）体征：视诊颈部歪斜，主动、被动活动受限。触诊后颅、棘突、棘上韧带、棘间韧带、椎间关节囊、横突可有肿胀、压痛。常可发现椎间关节序列不良。神经根牵拉、挤压试验阴性，腱反射正常，病理征阴性，上肢皮肤感觉正常。

（4）辅助检查：无特异影像学和电生理检查结果。颈椎 X 线片可见颈椎曲度变直、倾斜、反向、侧弯等，椎间关节、钩椎关节、椎体骨质增生。CT 或 MRI 检查发现可有轻度椎间盘突出，无神经根、脊髓受压及脊髓信号改变，轻度椎管狭窄，椎管狭窄指数在0.80及以上。肌骨超声可见肌肉水肿信号。电生理检查：年龄≥40岁时，肌电检查可有非特异性神经根损伤或传导速度异常。

三、治疗原则

根据症状和功能受限程度，精准确定病因与病理改变，明确有无严重风险，明确治疗康复方案，遵循规范化、个性化原则。

判断颈部急性损伤程度，主要通过躯体评定、精神心理评定、社会功能评定。

（一）躯体评定

躯体评定包括疼痛评定和功能评定。疼痛评定通常使用视觉疼痛量表（visual analog scale，VAS）、数字疼痛量表（numeric pain scale，NPS）或McGill疼痛指数（McGill pain index，McPI）。功能评定通常使用颈椎功能障碍指数（neck disability index，NDI）、活动范围评定（可用专用量角器测量屈伸、旋转和侧屈角度）、肌力测量（在各个运动方向上用专用测力计测得）。

（二）精神心理评定

常用恐惧回避观念问卷（fear avoidance beliefs questionnaire，FABQ），必要时用16PF（16 personality factors questionnaire，16PF）或SCL－90R（symptom checklist－90－revised，SCL－90R）。

（三）社会功能评定

常用SF－36（36－item short form health survey，SF－36）。颈部急性损伤患者身体活动总分（physical component summary，PCS）和精神活动总分（mental component summary，MCS）通常出现阳性改变。

四、治疗

（一）一般疗法

首先告知患者急性颈部损伤诊断所累及的相关肌肉、韧带和关节，个体化的康复治疗方案，注意事项及预后。对精神紧张者进行安抚，建议选择清淡、易消化的高蛋白饮食，注意充分休息，当 VAS 在 7 分及以上，颈部活动诱发痛明显时，选择舒适体位卧床休息 1 ~3 天，必要时带颈托（不超过 5 天）。洗漱、穿脱衣物受限时，需要他人协助，以免加重疼痛。

（二）自然因子疗法

条件允许时，急性颈部损伤可选择日光浴、空气浴、森林浴等疗法，利用日光、空气负离子、运动等综合作用，达到调节机体代谢、改善微循环、消除疲劳、增强体质的作用。疼痛缓解，头颈可活动后，在海滨、湖滨、山林散步或登山观赏大自然奇丽壮观的景色，可愉悦精神，调节神经系统。

（三）物理疗法

目的是缓解颈部肌肉紧张，减轻肌肉、韧带、神经的充血水肿，改善微循环，局部消炎止痛，促进病情恢复。主要有以下几种方法。

1. 冰敷

局部肌肉明显肿胀、发热、疼痛者，可冰敷，损伤 36h 内，一般每次 20min，不超过 3 次。注意要在冰袋外包裹毛巾，不可直接接触皮肤。

2. 磁振热

急性颈部损伤患者，伤后 72h 开始，设定温度 35℃，每天 2 次，每次 15min，5 天为 1 个疗程。

3. 低频调制中频电疗法（立体动态干扰电）

电极置于损伤部位两侧，每次 15min，每天 1 次，5 次为 1 个疗程。

4. 脉冲磁疗法

脉冲频率 50 次/分，磁场强度 0. 3T，每天 1 次，每次 15min，3 次为 1 个疗程。

5. 超短波疗法

一对中号电极分别置于颈部损伤部位两侧，无热量，每次10～15min，每天1次，5天为1个疗程。

6. 半导体激光疗法

通过触诊，选择3个压痛点，功率200～350MW，照射时间5min，使照射部位产生温热感或轻微针刺感，每天1次，5天为1个疗程。注意事项：皮肤没有破损时可直接接触，皮肤有破损时距离皮肤2～3cm。

7. 红外线辐射疗法

灯距40cm，每次20min，每天1次，5天为1个疗程。

（四）药物治疗

1. 外用药物

触诊损伤局部明显疼痛者，可外用非甾体抗炎药，或消肿止痛中药药膏、药水。

2. 口服药物

VAS大于4分，疼痛影响睡眠，颈部明显倾斜侧弯，可口服非甾体抗炎药，如有胃肠道病史需用依托考昔。如疼痛明显，可用阿片类镇痛药。用药时间一般3～5天。肌肉明显紧张时，可酌情使用乙哌立松等肌肉松弛药，因有嗜睡、恶心、头晕等不良反应，飞行人员阿片类与肌肉松弛药应用非常慎重，且使用者不可参与飞行。

3. 类固醇注射疗法

疼痛及活动受限3天后仍未缓解者，可在X线或肌骨超声辅助定位下，由有经验、有资质的医师对痛点行单次类固醇注射疗法。配药一般为5mg地塞米松磷酸钠注射液（或1mL复方倍他米松注射液）、3mL生理盐水。颈部注射疗法加用利多卡因，曾有报道称该疗法致患者呼吸循环中枢麻醉，甚至死亡。操作时针尖触及椎间关节、横突等骨性组织，回抽无脑脊液和血液时方可注药，注射后观察 20min 后患者方可离开。

（五）运动疗法

急性颈部损伤，根据症状和功能变化，积极进行运动治疗。主要针对充血水肿的肌肉、筋膜和韧带，紧张痉挛的肌肉，微小的关节错位甚至滑膜嵌顿，受累的神经水肿炎症。运动疗法可以促进疼痛消除，恢复活动范围和肌力，降低颈椎损伤性退变程度，防止损伤反复发作，减少并发症和后遗症发生。疼痛时以颈部活动范围恢复性锻炼为主，疼痛消除后进行拉伸、稳定性练习，痊愈后进行颈、肩、背的肌力锻炼。

原则是早期活动并保持稳定的运动量。明显疼痛时，可先双手托颈部，在无痛范围内进行屈伸、旋转、侧屈，以痛为限，运动范围从小到大；再到自由屈伸、旋转和侧屈。疼痛基本消失，运动范围恢复后，先进行初级柔和静态拉伸放松，再进行动态等张抗阻拉伸运动；然后中小阻力等长抗阻训练，阻力程度以不引起颈部疼痛为宜。也可在运动范围恢复之前，运动诱发疼痛前，进行中级拉伸训练、动态等张抗阻运动和中小阻力等长抗阻训练。另外，还可自行局部痛点按揉、受累肌肉理顺等。

歼击机、武装直升机飞行员，反复出现颈部损伤。经过治疗，痊愈后进行颈部肌肉等长、等张力量锻炼，增强颈椎稳定性；利用生物电反馈治疗，训练颈肌的放松与紧张，电极可放于胸锁乳突肌、斜方肌或头夹肌，达到肌肉正常收缩与放松，避免出现肌筋膜炎。

（六）心理疗法

1. 心理疏导

少部分严重急性颈部损伤飞行员，担心飞行时发生急性颈部损伤影响飞行信心。帮助患者分析发生急性颈部损伤的诱因、发病机制、预防对策和康复方法等，进行心理疏导，克服心理障碍，鼓励通过科学体能训练增强颈部肌肉力量、活动范围、柔韧性、敏捷性和稳定性，恢复飞行信心，重返飞行岗位。

2. 生物反馈疗法

生物反馈技术是在身心相互影响这一理论的基础上，借助生物反馈仪，帮助受试者了解并控制自身的心理、生理功能变化，是一种基于行为疗法的新型心理治疗技术。工作人员应向患者讲清本疗法的特点和要求，并对患者心理、生理活动进行全面了解，包括基线数值，心理、生理轮廓以及暗示性等，确定训练目标，评定疗效。在指导语引导下，进行渐进性肌肉放松训练、温暖训练、呼吸方法训练，第一次训练由医师口述指导语，步入正轨后采用播放录音带方法进行。一个疗程 4 ~ 8 周，每周训练 2 次，每次 20 ~ 30min。在日常生活中，要求患者在脱离生物反馈仪的情况下进行自我训练，将学到的训练方法每天自行练习 2 ~ 3 次，每次 20min。

（七）航空医学训练

急性颈部损伤期间，航空心理训练一般不受影响。暂停抗荷生理训练、高空生理训练、空间定向训练、夜间视觉训练、弹射离机训练、野外生存训练等航空生理训练。

颈部损伤诊治过程中，如果出现头晕、肌力下降、步态不稳，甚至偏瘫、语言障碍、大小便异常等严重情况，须立即送上级医疗机构诊治。

五、急性颈部扭伤的中医诊治

（一）中医释义

颈部扭挫伤在中医学中称为“颈部筋伤”。《医宗金鉴·正骨心法要旨》对其发生和治疗早有记载，将颈椎急性损伤分为 4 个类型：“一曰从高坠下，致颈骨插入腔内，而左右活动者，用提法治之，一曰打伤头低不起，用端法治之，一曰坠伤左右歪斜，用整治法治之，一曰扑伤，面仰，头不能垂，或筋长骨错，或筋聚，或筋强，骨髓头低，用推、端、续、整四法治，此手太阳气郁而不行。”

（二）中医诊断

①患者有明显的颈部扭转、用力过猛或跌扑闪挫等外伤史。

②临床症状。伤后多感觉一侧颈部和项部局部疼痛，有时放射到后面的肩背部。可见不同程度的功能受限和肌肉痉挛，患者侧屈和旋转明显受限。合并椎关节损伤者，则会颈项强直，头部歪斜向健侧，出现斜颈。

③检查。患者局部可触诊到肌肉痉挛，局部常伴随肿胀，有明显压痛，偶尔会伴随头胀、头痛。并发神经根刺激症状的患者常伴有上肢麻痹等症状。

④可安排颈椎X线、磁共振、CT、脑血流图、肌力检查，排除颈椎脱位、骨折，颈椎间盘突出症和其他颈椎病。

（三）中医治疗

1. 中药内治法（辨证论治）

（1）初期：气滞血瘀较甚，肿痛明显。

治法：活血化瘀、行气止痛。

推荐方药：桃红四物汤加减。桃仁、红花、当归、芍药、川芎、熟地黄、葛根、桑枝等。

中成药：云南白药、七厘散、柴胡疏肝散。

（2）中期：肿痛初步消退，筋脉拘急并未完全消除。

治法：舒筋活血、和营止痛。

推荐方药：舒筋活血汤加减。羌活、防风、荆芥、独活、当归、续断、青皮、牛膝、五加皮、杜仲、红花、枳壳等。

中成药：补筋丸。

（3）后期：局部疼痛乏力，活动功能障碍。

治法：养血和络、补益肝肾、强筋壮骨。

推荐方药：独活寄生汤加减。独活、桑寄生、杜仲、牛膝、细辛、秦艽、茯苓、肉桂、防风、川芎、甘草、当归、芍药、地黄等。

中成药：大活络丹。

2. 中药外治法

损伤初期、中期外敷消瘀止痛药膏，后期可配合外洗方药熏洗热敷，常用草药有红花、三七、乳香、没药、苏木、元胡等。

3. 中医非药物疗法

（1）针刺治疗：取穴列缺、后溪、阳陵泉、申脉、血海、悬钟及颈肩部痛点（阿是穴）。

刺法：患者取坐位，针刺以使患者得气，得气后反复提插捻转，使患者感觉酸麻重胀，如鱼吞钩。留针并间隔行针。

（2）推拿治疗：患者取俯卧位或坐位，医师用拿法从风池穴到颈根部轻柔地拿捏，从上至下操作3~5遍，以舒筋活血，缓解痉挛。

用㨰法、拇指揉或掌揉法在患者颈项部、肩背部施术约3min，至微微发热，弹拨颈夹脊位置椎旁肌，由浅入深，反复3遍。

点按风池、风府、天柱、大椎、风门、肩井、天宗、肩外俞、阿是穴等穴位，每穴15s，手法由轻到重，以酸胀为度。

患者取侧卧位或坐位，用拇指揉法或拨法，从风池沿颈脊旁0.5寸至上背部，颈脊旁1.5寸至肩井、肩峰；从耳后乳突开始沿两侧横突位置至缺盆穴各2~3遍，使颈肩背部紧张的肌肉得到充分放松。

患者取坐位，医师一手扶住患者后头颈部，另一手托颌下，双手缓慢向两侧做旋转动作，旋转到最大幅度时坚持10~15s，反复操作2~3遍。

有颈椎关节突关节紊乱者，必要时可加颈椎斜扳法、颈椎旋转定位扳法等，以纠正颈椎关节突关节紊乱，改善颈椎生理弧度。

医师按揉患者颈项部、肩背部肌肉3min，再拿捏肩井及斜方肌3~5遍，最后用小鱼际或空心掌叩击肩背部，以舒筋活血。

六、预防

肌肉劳损、慢性炎症、肌力不足、超生理范围运动是颈部急性损伤的主要原因。针对这几个方面进行预防。

1. 健康宣教

在所有飞行人员中进行健康宣教，普及颈椎结构、功能特点知识，颈部急性损伤的危险因素、诱因及预防知识。

2. 保持良好姿势与生活习惯

在生活、地面工作中，避免不良坐姿、卧姿，防止颈肩部处于着凉、潮湿环境。戒烟限酒，保持健康体重指数。坐位工作时尽量选择符合人机功效学原则的桌椅，工作超过2h，须进行颈部活动、拉伸，缓解肌肉紧张，改善血液循环。乘坐交通工具时佩戴安全带，必要时佩戴颈枕，避免急刹车造成的挥鞭性损伤。

3. 正确的飞行动作

飞行中避免注意力分散，保持正确飞行姿势。双座歼击机飞行员操作时，前后舱飞行员及时有效沟通，前后舱飞行员抗荷抗过载动作保持一致。歼击机飞行员特技飞行、空战搜寻目标、逃避追踪时，高载荷环境下完成飞行动作时，头颈要有靠背稳定支撑姿势；加载荷前尽可能将头颈先放置于稳定支撑位；如无有效支撑，大载荷环境下应避免低头、旋转、旋转后仰等动作；大载荷环境下，一旦颈部在无支撑情况下受到过载负荷，不可强行对抗。直升机特别是武装直升机飞行员佩戴头盔（附加夜视或瞄准装置）时，应合理使用配重块，减少飞行头盔与头部之间的相对滑动。所有机种、岗位飞行员，飞行前可进行简便、有效的热身运动，飞行后进行拉伸、劳损点整理等恢复性锻炼。

4. 体能锻炼

体能锻炼中，以增强肌力、扩大运动范围、调节运动协调性为主，避免剧烈对抗损伤。特别注意运动前的拉伸、热身，运动后的拉伸、放松。需要特别注意的是，既往有颈椎间盘突出、神经根受压、椎管狭窄病史的飞行人员，要按照个体化原则，根据突出物的大小、方向以及受累的神经根，制订运动锻炼计划，避免造成神经根刺激的动作。

颈部自我按摩，推荐颈椎操：按摩风池（乳突内侧后枕部凹陷处）、天柱（斜方肌外缘后发际凹陷处）、天容（平下颌角与胸锁乳突肌交点）、肩井（肩胛提肌止点上方）、大椎（C_7 棘突下方）等，每天 1～2 次，每个穴位 1min。一个姿势超过 2h，酌情活动颈椎，包括屈伸、旋转、侧屈、前后移动，共 5min。

第二节　颈椎病

一、概述

颈椎病是由于颈椎间盘退变及其继发性改变刺激或压迫邻近组织，并引起各种与之相关的症状和体征，目前主要分为颈型、神经根型、椎动脉型、脊髓型和混合型颈椎病。颈型颈椎病急性期与急性颈部损伤，慢性期与颈肌劳损的临床表现、病理改变、康复治疗方法、预后和飞行评定基本相同。混合型颈椎病，是指以一种类型颈椎病表现为主，伴有另一种或多种其他类型颈椎病的表现，临床上几乎所有颈椎病都属于混合型颈椎病。

以下就神经根型颈椎病、椎动脉型颈椎病、脊髓型颈椎病进行介绍。

（一）定义及飞行人员发病情况

1. 神经根型颈椎病

神经根型颈椎病，是指颈椎间盘突出，椎间关节、钩椎关节增生，椎间孔狭窄，椎管狭窄，椎间关节不稳，椎间关节错位等原因，造成颈脊神经根压迫和刺激，出现疼痛、麻木、无力甚至肌肉萎缩等，其中 C_4—C_5、C_5—C_6 节段神经根受累常见。飞行人员神经根型颈椎病发病率在 14%～20%。

2. 椎动脉型颈椎病

椎动脉型颈椎病，是指在颈椎的钩椎关节增生、椎动脉周围软组织水肿慢性炎症、发育性椎间孔狭窄等因素的影响下，椎动脉受到物理压迫、炎症刺激，造成椎动脉血流速度减小、血流量下降，引起椎基底动脉供血不足的临床综合征。飞行人员椎动脉型颈椎病发病率在5%~8%。

3. 脊髓型颈椎病

脊髓型颈椎病，是颈椎节段退变损伤，如颈椎间盘突出、后纵韧带骨化、黄韧带肥厚或钙化、椎体后缘骨赘、颈椎管狭窄、颈椎不稳等，造成脊髓受压，中央前动脉血流受阻，颈椎不稳运动导致脊髓反复错动，从而造成脊髓及相应节段神经细胞结构功能损伤，出现步态不稳、有踩棉花感、四肢无力、活动不灵活等症状。飞行人员脊髓型颈椎病一般发生在60岁左右，目前无在职飞行人员发病率数据。普通人群脊髓型颈椎病手术率在0.002%左右。

（二）病因及病理改变

1. 飞行相关病因

歼击机、直升机、运输轰炸机飞行员飞行相关病因与颈扭伤相同，反复损伤刺激增加神经根型、椎动脉型与脊髓型颈椎病的风险。空中机械师、领航员长时间低头工作造成颈椎劳损。各种机型飞行员在复杂气象、仪表飞行、夜间飞行时精神高度紧张，颈椎肌肉紧张，循环下降，造成颈椎积累性损伤。

2. 一般病因

驾乘交通工具造成的挥鞭性损伤后遗症，剧烈运动或不协调动作造成的颈部扭挫伤，高枕睡眠造成的颈部应力性损伤，着凉、受风引起的颈肌痉挛。过长时间使用电脑、手机，特别是不良坐姿造成的颈椎劳损。随着年龄增长出现的颈椎退变逐渐加重。先天性、发育性脊柱结构异常。脊柱骨折、脊柱关节炎等加重脊柱退变。

3. 病理改变

颈椎病的主要病理改变包括以下方面。

（1）颈椎肌肉、肌腱和筋膜组织病变：主要病理改变为慢性炎症，出现肌肉体积变小、肌肉细胞间纤维组织增多，ⅡB型肌纤维比例增高。肌肉、肌腱和筋膜出现反复微小损伤，甚至出现出血、机化、钙化等。反复损伤，肌肉、肌腱和筋膜中的伤害性感受器阈值下降。

（2）纤维环和椎间盘病变：大多数人在20岁左右开始出现纤维环透明样变性，逐渐发展到纤维环裂隙甚至破裂；25岁左右出现髓核变性，蛋白多糖分解含量下降，含水量下降，椎间盘高度下降；纤维环和髓核病变导致髓核突出，硬膜囊、神经根、脊髓受压。

（3）椎间隙和椎间关节病变：椎间隙变窄，椎体间关节出现异常活动，纤维环与软骨板及椎体连接处异常活动增加、后纵韧带及黄韧带松弛后活动增加、椎间小关节及钩椎关节异常活动增加，造成纤维、微血管的撕裂甚至出血，成纤维细胞长入血肿内并机化，出现钙盐沉积，最后形成骨赘或韧带钙化，压迫硬膜囊甚至神经根和脊髓。还可见椎体序列差，椎间关节错位。

（4）颈椎曲度病变：颈椎生理曲度改变，出现变直、反向、代偿性前凸，相应神经、脊髓走形异常，血供受到影响。

（5）神经病变：颈神经根、颈脊神经受压后，神经纤维变形、郎飞结移位，还出现炎性改变、渗出、肿胀、缺血、缺氧、水肿、激惹、增生甚至坏死。神经纤维轴突内的轴浆运输功能受影响，神经营养作用障碍，出现所支配肌肉萎缩。

（6）脊髓病变：脊髓受压后脊髓血供障碍，脊髓内神经纤维数量减少，轴浆流阻断、扭曲变形，脱髓鞘变化，神经细胞坏死、凋亡，脊髓炎症缺血等，少有胶原增生、瘢痕形成或囊性变。脊髓病变是脊髓型颈椎病的必要条件，但影像学的脊髓病变不是脊髓型颈椎病诊断的充分条件。

二、诊断

（一）神经根型颈椎病

（1）症状：颈痛伴前臂远端为主的上肢放射性疼痛、麻木、感觉异常，疼痛可为针刺样、烧灼样，可有颈肩活动受限，疼痛严重者可出现睡眠障碍、被动上肢抬举体位，可有肌力下降、肌肉萎缩，以鱼际肌、骨间肌为主，肱二头肌、肱三头肌也可受累。

（2）体征：发作期可有颈部歪斜，后颅、棘突、棘上韧带、椎间关节囊、横突出现肿胀、压痛，椎间孔挤压或 Spurling 征阳性、神经根牵拉试验阳性，颈、肩、上肢活动受限，发作期颈肩可呈被动固定体位，受累神经支配肌肉腱反射减弱，Hoffman 征阴性，受累神经支配区域皮肤痛觉、触觉短暂过敏其后下降。

（3）辅助检查：颈椎 MRI 或 CT 检查证实神经根受压、移位、变形或淹没于突出组织中。造成神经根病变的因素主要包括突出的髓核，椎间小关节、钩椎关节增生，也包括椎管狭窄、神经根袖粘连等。肌电检查证实受累节段神经根性损伤，传导速度异常。

排除斜角肌综合征、胸廓出口综合征、颈肋、外周神经卡压、肩周炎等。

（二）椎动脉型颈椎病

（1）症状：由颈部位置改变引起的发作性眩晕（感到自身或周围环境旋转），恢复位置后头晕立刻消失或明显减轻，可有后枕部疼痛或偏头痛，偶有晕厥，可伴有恶心、呕吐、听力障碍、耳鸣、眼震颤、平衡失调。

（2）体征：扭颈试验阳性，可有颈部不适疼痛，局部压痛，活动受限，腱反射正常，Hoffman 征阴性；常可见棘突、关节柱序列不良。

（3）检查：颈部血管超声证实椎动脉细，血流速度下降；颈部血管 MRA 证实椎动脉细；颈椎 X 线可见钩椎关节增生、颈椎曲度改变等，屈伸功能位 X 线可见颈椎不稳等；CT 或 MRI 检查发现可有轻度椎间盘突出，但突出≤4mm，无脊髓受压，无脊髓信号改变，椎管狭窄指数 >0.80。

排除耳石症，听神经炎，心血管系统、中枢神经系统等病变，心理性眩晕，挥鞭性损伤等外伤后遗症引起的眩晕。

（三）脊髓型颈椎病

（1）症状：上肢或下肢麻木无力、僵硬，双足踩棉花感，足尖不能离地，触觉障碍，束胸感，双手精细动作笨拙，夹东西、写字颤抖，手持物掉落。后期可有尿频或排尿、排便障碍。

（2）体征：平衡感觉障碍，肌力减退，肌肉萎缩，四肢腱反射活跃或亢进，偶有上肢腱反射减弱，腹壁反射增强，Hoffman 征、髌阵挛、踝阵挛及 Babinski 征阳性。

（3）辅助检查：X 线可见曲度改变，生理前凸减小、消失或反向，椎间隙狭窄，椎体后缘骨赘形成，椎间孔狭窄。动力位过伸、过屈 X 线可见颈椎节段性不稳。CT 可见颈椎间盘突出，颈椎管矢状径变小，后纵韧带、黄韧带骨化，硬膜间隙脂肪消失，脊髓受压。颈椎 MRI 可见 T_2 加权像硬膜囊间隙消失，椎间盘信号减低，脊髓受压，脊髓内出现高信号。肌电图或体感诱发电位证实神经损伤，传导异常。

三、治疗

（一）一般疗法

首先告知患者颈椎病确诊情况，所累及神经、血管、肌肉、韧带等，共同制定个体化的康复治疗方案，并告知注意事项和预后。对精神紧张者进行安抚，枕头的高度和硬度要合适，床垫硬度合适，环境温度、湿度合适，避免风速过大的环境。

（二）自然疗养因子疗法

各种颈椎病的治疗恢复，与急性颈部损伤相同。

（三）物理疗法

颈椎病的物理治疗目的是消除神经、血管、肌肉、韧带等组织炎症，如温热疗法、低中频电疗、光疗法等；镇静过度兴奋的神经组织，如直流电疗法；使麻痹萎缩的肌肉、神经兴奋，如强电流短时间低频电流刺激。常用以下方法。

（1）热敷：颈肩部及上肢受累部位，温度46～52℃，每次20min，每天2次，15天为1个疗程。

（2）磁振热：颈肩部及上肢受累部位，设定温度50℃，每天2次，每次20min，15天为1个疗程。

（3）低频调制中频电疗法（立体动态干扰电）：颈肩部及上肢受累部位，电极对置或并置，选择1～3种差频，每种差频5～10min，每次20min，每天1次，15次为1个疗程。

（4）脉冲磁疗法：作用于颈肩、上肢，脉冲频率70次/min，中剂量磁场强度0.2T，每天2次，每次20min，15天为1个疗程。

（5）超短波疗法：电极对置或并置，作用于颈肩、上肢，温热量，每次20min，每天2次，15天为1个疗程。

（6）半导体激光疗法：选择颈肩、上肢3～5个压痛点，功率20W左右，照射时间5min，使照射部位产生温热感或轻微针刺感，每天2次，15天为1个疗程。

（7）红外线辐射疗法：作用于颈肩、上肢，灯距30～40cm，温热量，每次20min，每天1次，10次为1个疗程。

（四）药物治疗

（1）外用药物：颈椎病患者局部酸胀疼痛，可外用热敷袋、发热类中药袋、中药活血化瘀药膏，用药时间一般10天左右。

（2）口服药物：颈椎病患者，VAS大于5分，影响睡眠和活动，可口服非甾体抗炎药，如有胃肠道病史须用塞来昔布，或者加用胃黏膜保护剂，剧烈疼痛时酌情用阿片类镇痛药。肌肉明显紧张时可酌情使用乙哌立松片等肌肉松弛药（服药期间临时停飞），用药时间一般3～5天，肌肉松弛药有头晕、恶心、嗜睡等不良反应，不可长时间用药。神经损伤者可用维生素 B_1、维生素 B_{12}、甲钴胺、牛痘疫苗致炎兔皮提取物，用药时间 3 周左右。对于慢性病程者，也可以选用活血化瘀中成药 2～4 周。

（3）静脉用药或肌肉注射：神经根、脊髓、肌肉、韧带明显水肿、炎症时，可用甘露醇、甘油果糖或七叶皂苷钠脱水消炎。严重疼痛时可用地塞米松，一般不超过 5 天。神经根损伤时可肌肉注射维生素 B_1、维生素 B_{12}、腺苷钴胺。

（4）类固醇注射疗法：颈椎病疼痛剧烈，严重影响睡眠，或者迁延不愈，可在 X 线或肌骨超声辅助定位下，由有经验、有资质的医师，行痛点、神经根、椎管内类固醇注射疗法。药物配制与颈部扭伤相同。颈椎病椎管内类固醇注射疗法，须由疼痛专科医师操作，注射前回抽无脑脊液和血液时方可进行。

严重的神经根型颈椎病、脊髓型颈椎病，严格保守治疗 3 个月无效，建议手术治疗。

（五）运动疗法

运动疗法可以有效预防和治疗颈椎病。目的如下：①深层头颈肩肌稳定性训练；②恢复颈部活动范围；③增强颈肩、上肢肌肉力量；④肩胛、胸壁稳定性练习；⑤颈部运动与全身运动的协调一致性锻炼。

可徒手行颈椎操，如颈项争力、屈肘扩胸、耸肩颈、狮子摇头等。也可利用弹力带、专业器械进行锻炼，以动态等张锻炼为主，以静态等长锻炼为辅。

（六）心理疗法

（1）心理疏导：颈椎病患者反复发作，或剧烈疼痛影响睡眠，或病情严重需要手术，部分飞行人员会出现焦虑甚至轻度抑郁，也有担心飞行时疼痛发作影响飞行信心。须帮助患者分析所患颈椎病的表现、危害、康复治疗手段、可能的预后等。进行心理疏导，克服心理障碍，使其确信绝大多数情况下可以治愈，不会瘫痪，不影响飞行工作与生活。鼓励通过科学体能训练增强颈部肌肉力量、活动范围、灵活性和稳定性。保持良好的身体状况、心理状态和飞行信心。

（2）生物反馈疗法：见颈部扭伤生物反馈疗法。可以缓解紧张情绪，促进颈椎病恢复。

四、颈椎病的中医诊治

（一）神经根型颈椎病的中医诊治

1. 中医释义

中医学典籍中并无“颈椎病”这一病名，更未提及“神经根型”这个“颈椎病”分型，但传统中医学典籍和现代中医学典籍均对这个病多有描述，如“痹症”“项强”“颈筋急”“颈痉挛”等。

《黄帝内经》中称颈椎为天柱。《素问·至真要大论》中明确提出痹证及颈项疼痛的病变脏腑属肾，同其他因素演变而来，属于本虚标实之证。《素问·骨空论》言：“风者，百病之始也。”首次明确提出风邪可携带其他病邪侵袭人体，气血瘀阻于颈项经络，导致筋骨肌肉失去濡养，颈痛诸症反复发作。《素问·痹论》认为风、寒、湿邪气侵入人体，易导致颈项酸痛、气血不畅，经络不通则形成痹证。蔺道人的《仙授理伤续断秘方》言“污秽之血不行，乃至瘀血内结”，指颈肩部的外伤易影响局部气血循环，导致颈肩部瘀血滞留于经脉之中。《素问·痹论》言：“皮肤不营，故为不仁。”营气不足，气血不生，颈肩部的皮肤气血失于濡养，导致疼痛。《张氏医通》云：“有巧气不循故道，气逆夹脊而上，至头肩痛。或观书对弈久坐而致脊背痛。”则说明习惯姿势长期积累也会导致损伤。

2. 中医诊断

①有慢性劳损或外伤史。或有颈椎先天性畸形、颈椎退行性病变。

②多发于40岁以上中年人，长期低头工作者或习惯于长时间看

电视、录像者，往往呈慢性发病。

③颈、肩、背疼痛，头痛头晕，颈部板硬，上肢麻木。

④病理分型。颈痛伴上肢放射痛，颈后伸时加重，受压神经根皮肤节段分布区感觉减弱，腱反射异常，肌萎缩，肌力减退，颈活动受限，牵拉试验、压头试验阳性。

颈椎X线可见椎体增生，钩椎关节增生明显，椎间隙变窄，椎间孔变小。CT可见椎体后赘生物及神经根管变窄。

证候诊断：分为以下4种证候。

①风寒湿痹型。颈肩、上肢窜痛麻木，以痛为主，头有沉重感，颈部僵硬，活动不利，恶寒畏风。舌淡红，苔薄白，脉弦紧。

②气滞血瘀型。颈肩、上肢刺痛，痛处固定，伴有肢体麻木。舌质暗，脉弦。

③肝肾不足型。颈肩痛、肢体麻木，颈部活动不利，眩晕头痛，耳鸣、耳聋，腰膝酸痛，失眠多梦，面红目赤。舌红少津，脉弦。

④气血亏虚型。颈部冷痛、肩臂麻木，头晕目眩，面色苍白。心悸气短，倦怠乏力。舌淡苔少，脉细弱。

3. 中医治疗

（1）中药内治法（辨证论治）：包括风寒湿痹型、气滞血瘀型、肝肾不足型和气血亏虚型。

①风寒湿痹型。治法：祛风散寒除湿、通络蠲痹止痛。

推荐方药：蠲痹汤加减。羌活、姜黄、当归、赤芍、黄芪、防风、甘草、生姜、葛根、桑枝、桂枝等。中成药：颈复康颗粒、根痛平胶囊。

②气滞血瘀型。治法：活血行气、通络止痛。

推荐方药：血府逐瘀汤加减。川芎、桃仁、红花、秦艽、羌活、香附、当归、葛根、元胡、路路通、甘草等。中成药：颈痛颗粒、颈舒颗粒。

③肝肾不足型。治法：补益肝肾、宣痹止痛。

推荐方药：独活寄生汤加减。独活、牛膝、细辛、杜仲、秦艽、茯苓、桑寄生、防风、川芎、当归、芍药、甘草、熟地黄等。中成药：壮骨伸筋胶囊、舒筋通络颗粒。

④气血亏虚型。治法：温阳益气、行气止痛。

推荐方药：黄芪桂枝五物汤加减。黄芪、桂枝、葛根、白芍、干姜、元胡、当归、党参、鸡血藤、木瓜、生姜、大枣等。中成药：痹祺胶囊、八珍丸。

（2）中药外治法：外洗或熥敷或熨渍。

①中药熏蒸（熏洗）。将中药煎煮后，借用其热力和药理作用熏蒸患处，推荐用药红花、透骨草、伸筋草、桂枝、威灵仙等，温度以患者能耐受为宜。每次30min，每天1次，10天为1个疗程。

②中药膏药外用。根据病情需要，选用具有祛风散寒、通络止痛作用的中药膏外敷。

（3）中医非药物疗法：包括针刺疗法、艾灸疗法、拔罐疗法、刮痧疗法、推拿按摩治疗等。

①针刺疗法。毫针、电针、温针灸等均可应用于神经根型颈椎病的治疗。

选穴：取颈夹脊穴和颈肩阿是穴为主穴，风寒痹阻型配以风池、风门、肩中俞、肩外俞；气滞血瘀型配膈俞、合谷、血海；肝肾亏虚型配肝俞、肾俞、太溪等。针刺得气后留针20min，每天治疗1次，10次为1个疗程。

②艾灸疗法。多在针刺治疗后艾灸效果更佳，艾灸可借助热气使药效顺毫针进入穴位，进而发散至全身组织，消除颈椎炎症反应，缓解颈椎神经根压迫，调整颈椎间隙结构，纠正错位组织，改善颈部疼痛、眩晕、失眠等症状。

行针结束后取颈夹脊、天宗、曲池、臂臑、颈部阿是穴等，用艾柱进行施灸，每次20min，每天1次，10天为1个疗程，疗程结束后间隔 2 天进行第 2 个疗程。

③拔罐疗法。拔罐疗法具有散寒、活血、通络之功。选用大小合适罐体在颈夹脊穴、肩井穴及颈部阿是穴行拔罐治疗，留罐 10min，可隔天 1 次，10 次为 1 个疗程。

④刮痧疗法。刮痧疗法是基于经络理论而建立起来的一种中医学治疗方法，采用玉石、犀牛角等工具，根据经脉走行来吸收病邪的中医治疗方案。

选穴：颈夹脊、风池、大椎、颈百劳、肩井、肩外俞、阿是穴。刮痧手法参照《循经刮痧疗法》进行操作。患者俯卧位，充分暴露施术区域，涂刮痧油，先从枕骨粗隆下刮至大椎穴，即沿督脉循行的方向刮拭，刮拭 10～20 次；再从风池穴向肩部方向刮拭，每侧刮拭 20～30 次；肩后部刮痧，自内向外、自上而下刮拭肩胛冈和斜方肌周围，每一部位刮拭 20～30 次，肩外俞和阿是穴可结合弹拨法刮之；刮拭手臂外侧大肠经和三焦经，从肘部刮拭至腕横纹，刮拭 10～20 次。

⑤推拿按摩治疗。患者取俯卧位或坐位，医师用拇指与其余四指相对应的拿法在后项部，从风池穴到颈根部上下往返操作 2～3 遍。用滚法、拇指或掌揉法在患者颈项部、肩背部施术约 3min，至微微发热，弹拨颈背夹脊位置椎旁肌，由浅入深，反复 3 遍。点按风池、天柱、肩井、天宗、肩外俞、阿是穴等穴位，每穴 15s，手法由轻到重，以酸胀为度。

相应神经根阶段治疗。上臂外侧放射痛或麻木者，在同侧 C_4—C_5 椎间隙处加一指禅推法、按法和揉法施术，约 3min；前臂外侧、拇指和示指放射痛或麻木者，在同侧 C_5—C_6 椎间隙处加一指禅推法、按法和揉法施术，约 3min；中指放射痛或麻木者，在同侧 C_6—C_7 椎间隙处加一指禅推法、按法和揉法施术，约 3min；前臂内侧、环指和小指放射痛或麻木者，在同侧 C_7—T_1 椎间隙加一指禅推法、按法和揉法治疗，约 3min。

拇指按揉法作用于缺盆、天宗、极泉、曲尺、手三里、外关、合谷、后溪等穴，每穴约半分钟，按揉患侧上肢缺盆、极泉穴时，患侧上肢应以放射性麻木感最佳；再搓抖上肢，拔伸手指关节。

神经根粘连者，加患侧上肢拔伸牵拉。具体操作是将患者患肢上举，腕关节背伸而患肢指向后方。此方法可缓解上肢的疼痛及麻木，可预防或分解颈神经根处的粘连。

最后有颈椎关节紊乱者，加颈椎斜扳法、颈椎旋转定位扳法等，以纠正颈椎关节紊乱，改善颈椎神经根卡压的程度。

⑥其他疗法。物理因子疗法，常用方法包括超短波电疗法、直流电药物离子导入法、红外线疗法、调制中频电疗法、超声波疗法、电兴奋疗法、磁疗法等。

⑦健康指导。健康宣教的内容包括心理教育；保持正确的体位，避免长时间的固定姿势，选择合适的枕头；劳逸结合，注意保暖，避免受风、受凉等。

心理治疗是指给予颈椎病患者心理干预，可减轻其焦虑及抑郁，提高患者配合度及满意度，从而提高疗效、改善预后。主要包括心理疏导、加强对疾病的认知、心理健康教育。

（二）脊髓型颈椎病的中医诊治

1. 中医释义

脊髓型颈椎病临床表现主要有肢体麻木、步态不稳、躯干束带感、二便障碍等，根据以上临床表现，可认为属中医学“项强”“痹症”“萎症”“骨痹”等范畴。马王堆出土的《足臂十一脉灸经》记载有“疾畀”一病，这是目前可考证的最早关于痹症的记载。《素问玄机原病式·五运主病》曾有记载：“痿，谓手足痿弱，无力运行也。”这其中描述了手足无力、行动困难的症状，可认为是关于脊髓型颈椎病的最早命名。

对本疾病病因、病机的认识中医典籍早有记载，中医认为督脉与大脑和脊髓关系密切。《灵枢·经脉》载：“督脉者……与太阳起于目内眦，上额交巅上，入络脑，还出别下项。”《难经·二十八难》亦云：“督脉者，起于下极之俞，并于脊里，上至风府，入属于脑。”《素问》曰：“肾不生则髓不能满”“风寒湿三气杂至，合而为痹也。”这是《黄帝内经》中关于痹症病因方面的认识，认为痹症的产生，内因在于肾气亏虚，外因在于风寒湿侵袭。

2. 中医诊断

①有慢性劳损或外伤史。或有颈椎先天性畸形、颈椎退行性病变。

②多发于40岁以上中年人，长期低头工作者或习惯于长时间看电视、录像者，往往呈慢性发病。

③颈、肩、背疼痛，头痛、头晕，颈部板硬，上肢麻木。

④病理分型。早期下肢发紧，步态不稳，如履沙滩，晚期一侧下肢或四肢瘫痪，二便失禁或尿潴留。受压脊髓节段以下感觉障碍，肌张力增高，反射亢进，锥体束征阳性。

X线可见椎间隙狭窄，椎体后缘增生较严重并突入椎管。CT、MRI检查可见椎管变窄，椎体后缘增生物或椎间盘膨出压迫脊髓。

证候诊断分为以下5种征候。

①风寒湿型。颈肩、上肢窜痛麻木，以痛为主，头有沉重感，颈部僵硬，活动不利，恶寒畏风。舌淡红，苔薄白，脉弦紧。

②气滞血瘀。颈肩、上肢刺痛，痛处固定，伴有肢体麻木。舌质暗，脉弦。

③瘀血阻络。四肢痿软，肢体麻木不仁，舌紫暗，脉涩。

④肝肾不足。肢体酸麻无力，迈步发紧发抖，不能久立，甚则步履全废，兼有腰膝酸软，耳鸣耳聋，失眠多梦，面红目赤。舌红少津，脉细弱。

⑤气血亏虚。颈项部酸痛，行走有踩棉花感，头晕目眩，面色苍白。心悸气短，四肢麻木，倦怠乏力。舌淡苔少，脉细弱。

3. 中医治疗

（1）中药内治法（辨证论治）：包括风寒湿型、气滞血瘀、瘀血阻络、肝肾不足、气血亏虚。

①风寒湿型。治法：祛风散寒除湿、温通经脉。

推荐方药：蠲痹汤加减。羌活、姜黄、当归、赤芍、黄芪、防风、甘草、生姜、葛根、桑枝、桂枝、丹参等。

②气滞血瘀。治法：活血化瘀、行气止痛。

推荐方药：身痛逐瘀汤加减。秦艽、川芎、桃仁、红花、羌活、当归、香附、枳壳、地龙、甘草、熟地黄、白芍、鸡血藤等。

③瘀血阻络。治法：益气活血通络。

推荐方药：圣愈汤加减。熟地、白芍、川芎、当归、黄芪、桃仁、红花等。

④肝肾不足。治法：补益肝肾、滋阴清热。

推荐方药：虎潜丸加减。黄柏、龟甲、知母、熟地黄、陈皮、白芍、锁阳、干姜、当归、山药、菟丝子、川芎、黄芪等。

⑤气血亏虚。治法：补益气血、通络止痛。

推荐方药：黄芪桂枝五物汤加减。黄芪、芍药、桂枝、生姜、大枣、当归、甘草、姜黄等。

中成药：壮骨益肾方颗粒、万通筋骨片。

（2）中药外治法：中药局部热敷。

能够使药力从皮肤直达肌肉，从筋至骨，逐层渗透。推荐中药：乳香、没药、川芎、花椒、羌活、透骨草、生川乌、元胡、当归、红花、木瓜、桑寄生等。

（3）中医非药物疗法：包括针刺治疗、温针灸治疗、针刀疗法、推拿按摩治疗。

①针刺治疗。多以针灸治疗为主，可改善肢体功能。针刺配以电针、火针、艾灸等方法，消除水肿，消炎止痛，解除肌肉痉挛，减轻对神经的刺激和压迫，以改善疼痛、麻木等症状。

针灸取穴：选取督脉穴位，取百会、大椎为主穴，配穴取督脉在头部的分支或交会腧穴，同时根据辨证以及“治痿独取阳明”加以背俞穴，同时包括气海、关元、中脘、足三里等多气、多血之穴。

电针疗法作为针灸治疗的一种，在临床上的应用越来越普遍，将针刺与电刺激相结合，刺激量精准，具有止痛、镇静、改善肌张力和血液循环的作用。

②温针灸治疗。灸法是通过灸火和药物，对治疗部位产生温热性刺激的疗法，可弥补针药的不足。温针灸有效结合了针刺和灸法，艾柱的温度通过针柄传入体内，具有温经散寒、消瘀散结等作用。选取督脉以及足太阳膀胱经穴位，疏通督脉阳气，使机体内气血、经脉、脏腑之气得以通畅，并且通过温针灸加强其温经散寒、扶阳通脉的作用。

③针刀疗法。针刀由古代“九针”结合现代的手术刀发展而来，针刀医学认为针刀可以对患者软组织出现的粘连、痉挛等病理性改变进行松解，从而使颈椎的生物力学得以改善，解除被压迫的脊髓等其他结构。

针刺、电针、灸法、穴位注射等针灸疗法在治疗早期脊髓型颈椎病、减小术后并发症及加快术后恢复方面疗效显著，具有治疗方便、不良反应较小的特点。但对于脊髓型颈椎病严重者应及时进行手术治疗，严格把握针灸治疗的适应证。

④推拿按摩治疗。脊髓型颈椎病曾被列入手法治疗的禁忌范围，目前突出组织小于椎管前后径30%、脊髓无明显变形者可适当选用推拿手法治疗。先天性小椎管、大于30%脊髓压迫、出现大小便障碍等情况的患者不适宜于颈部直接手法操作，建议患者手术治疗。

患者取俯卧位或坐位，医师用拇指与其余四指相对应的拿法在后项部，从风池穴到颈根部上下往返操作2~3遍。用㨰法、拇指或掌揉法在患者颈项部、肩背部施术约3min，至微微发热，弹拨颈背夹脊位置椎旁肌，由浅入深，反复3遍。点按风池、天柱、大椎、风门、肩井、肩外俞、阿是穴等穴位，每穴30s，手法由轻到重，以酸胀为度。患者取坐位，医师立于患者侧面。一手肘部托住下颌，另一手拇指、示指托于枕骨粗隆下缘，头部稍后倾，略往上提，轻轻缓慢向上拔伸，注意缓拔慢松，反复数次，切忌暴力。

有颈椎关节紊乱者，加颈椎斜扳法、颈椎旋转定位扳法等，以纠正颈椎关节紊乱，使脊髓减压，通过调整颈椎整体空间排列，扩大有效椎管容积，消除应力集中。

下肢肌力减弱者，在涌泉、昆仑、太溪、绝谷、三阴交、承山、委中、委阳、阳陵泉、足三里、环跳、秩边等穴位施以按法和揉法，可稍加强刺激上述穴位，每穴 30s，以疏通经脉、行气活血，有利于下肢麻木、无力的改善。

有尿潴留者或大小便失控现象者，在关元、气海、三阴交、廉泉、肾俞穴施以按法和揉法，每穴 30s，并摩腹 5min。

（三）椎动脉型颈椎病的中医诊治

1. 中医释义

中医学并无关于椎动脉型颈椎病的概念，大多数医家根据症状将其归属于“眩晕”范畴。

《黄帝内经》对眩晕提出了最基本的阐述。《素问·至真要大论》云“诸风掉眩，皆属于肝”，最早指明了眩晕与肝、风关系密切。医圣张仲景在《金匮要略·痰饮咳嗽病脉证并治》中提出“心下有支饮，其人苦冒眩”，多次阐述痰饮为眩晕发作的关键病因。朱丹溪在“无痰不作眩”学术观点之后，又补充了“无虚不作眩”。明代张景岳在《景岳全书》中进一步补充了“下虚致眩”，如“头眩虽属上虚，然不能无涉于下”。虞抟在《医学正传》中首次阐述了“血瘀致眩”的理论，这是对眩晕病因、病机认识的一大进步。《医林改错》亦提出活血化瘀法治疗痹病。

2. 中医诊断

①有慢性劳损或外伤史。或有颈椎先天性畸形、颈椎退行性病变。

②多发于 40 岁以上中年人，长期低头工作者或习惯于长时间看电视、录像者，往往呈慢性发病。

③颈、肩、背疼痛，头痛、头晕，颈部板硬，上肢麻木。

④病理分型。头痛、眩晕、耳鸣、耳聋、视物不清、有体位性猝倒，颈椎侧弯后伸时症状加重。

X 线可见横突间距变小，钩椎关节增生。CT 检查可见左右横突孔大小不对称，一侧相对狭窄。椎动脉造影见椎动脉迂曲、变细或完全梗阻。

证候诊断分为以下 4 个证候。

①肝阳上亢型。眩晕、耳鸣、头痛、听力下降、失眠多梦、面红目赤、性情急躁、腰膝酸软、肢麻震颤。舌红少津，脉弦细。

②痰浊中阻型。头重、头晕、恶心，泛泛欲呕，肢倦乏力，胸脘痞闷，纳呆，甚则昏厥猝倒。舌淡、苔白厚腻，脉濡滑。

③气血两虚型。头晕、目眩，面色苍白，神疲乏力，四肢倦怠，心悸气短，舌质淡，苔薄白，脉细无力。

④肝肾不足型。头晕、目眩、耳鸣、耳聋，精神萎靡，腰膝酸软；或畏寒肢冷，四肢不温，舌淡苔白，脉沉细；或五心烦热，身潮热，盗汗，颧红，舌红少津，脉弦细。

3. 中医治疗

（1）中药内治法（辨证论治）：包括肝阳上亢型、痰浊中阻型、气血两虚型、肝肾不足型。

①肝阳上亢型。治法：平肝潜阳，活血通络。

推荐方药：天麻钩藤饮加减。天麻、钩藤、决明子、栀子、黄芩、牛膝、杜仲、益母草、桑寄生、夜交藤、茯神、龙骨、当归、生地黄等。

②痰浊中阻型。治法：燥湿化痰，通络止痛。

推荐方药：二陈汤加减。陈皮、法半夏、茯苓、葛根、白芥子、石菖蒲、丹参、远志、枳实、竹茹、甘草等。

③气血两虚型。治法：益气养血，通络止痛。

推荐方药：归脾汤加减。当归、白术、党参、黄芪、酸枣仁、木香、远志、龙眼肉、炙甘草、茯苓等。

④肝肾不足型。治法：补肝益肾，通络止痛。

推荐方药：肾气丸加减。熟地黄、山茱萸、制首乌、白芍、黄精、党参、黄芪、栀子、地龙、威灵仙、丹参等。

（2）中药外治法：包括中药塌渍、热敷、足浴。

①中药塌渍。中药塌渍法是将中药加热后外敷，使之产生“热效应”，促使毛孔开泄，使药物能够直接作用于病灶而发挥作用，起效迅速，同时热效应亦可直接改善局部血液运行，缓解血管痉挛和头痛、头晕。

②中药热敷。自制中药包，可用草药包括杜仲、菖蒲、葛根、远志、磁石、珍珠母、桑寄生、川牛膝、合欢皮、艾草、天麻、菊花、细辛，加工为粗末，再加少量盐，用微波炉加热后，热敷颈部，热敷时加用神灯治疗仪外部照射，每次15～30min，早晚各1次。注意温度，防止烫伤。

③中药足浴。用药：葛根、灵仙、红花、当归、白芍、木瓜等。

（3）中医非药物疗法：包括针灸治疗、针刀疗法、推拿按摩治疗。

①针灸治疗。针灸治疗多采用普通针刺、针刀、热敏灸、温针灸、穴位埋线及腹针等方法，取穴以循经及局部取穴为主，配合辨证取穴。

患者取俯卧位，取穴：风池、内关、百会、太冲、天柱和晕听区穴位（有双侧穴位的取双侧）。常规消毒后，选择长40mm、直径0.35mm针灸针，采用平补平泻手法，进针后留针20min左右，每天1次。

②针刀疗法。针刀松解颈部枕下三角区软组织可快速有效改善椎动脉型颈椎病症状、颈部功能和椎动脉血流。

③推拿按摩治疗。患者取坐位，医师站在患者身后，用拇指指腹在双侧颈肩部肌肉部位进行自上而下、由内向外顺时针回旋按揉，约5min。医师用拇指指腹在患者双侧风池、天宗、肩井穴等部

位进行持续点按，每个穴位约30s。患者取坐位，医师对患者颈肩部进行提拿，力量由轻变重，反复操作3遍。

眩晕者，加双侧风池穴一指禅偏锋推法，沿寰枕关节向风府方向推，左手推右侧，右手推左侧，3～5min。

严重头晕者，患者仰卧位，医师坐于患者头侧，先以两手拇指螺纹面自印堂至前发际，交替施以抹法治疗20～30次（开天门），再以两手拇指末节的桡侧自前额正中向两旁分推至太阳穴，并于太阳穴处施点法和揉法各3～5次（分阴阳）；开天门和分阴阳各操作10～15次。然后用单手鱼际自前额、一侧面颊、对侧面颊，回到前额，施以鱼际揉法，最后以两手十指屈曲，从前至后做梳头动作结束治疗。

有颈椎关节突关节紊乱者，必要时可加颈椎斜扳法、颈椎定点旋转扳法等，以纠正颈椎关节紊乱导致的椎动脉扭曲、受压与痉挛。

头晕、头胀者，加前额鱼际揉法，印堂、睛明、太阳等穴位拇指揉法，鱼腰穴抹法，头颞部沿足少阳胆经循线散扫法，约5min。

头痛畏寒恶风者，先在头痛区域敏感点施以点法、按法、指叩法和散扫法，再以头部的督脉、膀胱经、胆经腧穴施以点法、按法，重点是按百会、四神聪、头维、太阳、风池穴等，最后在枕部及颈部施擦法，以透热为度。

五、医学鉴定

脊髓型颈椎病一旦确诊，所有机种、所有岗位飞行均不合格。

神经根型颈椎病治愈后，症状消失，功能恢复，地面观察1～3个月后（歼击机、武装直升机飞行人员较其他机种地面观察时间长），所有机种、岗位飞行合格。神经根型颈椎病治疗地面观察结束后，颈肩、上肢活动范围恢复，颈椎及上肢肌力未恢复，歼击机、武装直升机飞行员飞行暂不合格，继续地面康复锻炼1～3个月，其他机种飞行员飞行合格。神经根型颈椎病治疗地面观察结束后，颈肩、上肢活动范围、肌力均未恢复，除无人机操控员飞行合格，其他机种飞行员飞行暂不合格，继续地面康复锻炼1～3个月，再行飞行鉴定。神经根型颈椎病经各种疗法，1 年后颈肩、上肢活动范围、肌力未恢复，且有肌肉萎缩者，所有机种飞行员飞行不合格。

椎动脉型颈椎病，治愈后头晕消失，功能恢复，除歼击机飞行员地面观察 1 个月后，其他机种、岗位飞行人员飞行合格。歼击机飞行员、武装直升机飞行员椎动脉型颈椎病，1 年内飞行中发作超过 3 次，出现安全隐患，影响飞行安全，在有飞行鉴定资格的医院经多学科综合诊治，康复锻炼，如仍存在安全隐患，飞行不合格，建议双座机或改机种飞行。其他机种、岗位飞行人员，病情症状发作期间飞行暂不合格。

六、预防

神经根型、椎动脉型、脊髓型颈椎病的预防与颈部扭伤的预防原则、方法相同。

（1）健康宣教：颈椎病是高发病、常见病，不仅造成躯体痛苦，还影响飞行训练。需要对飞行人员进行颈椎病相关知识的宣教，包括各型颈椎病的特点、常见表现，以便及时就诊。

（2）良好的姿势与生活习惯：保持站立、行走、跑步、久坐、卧位等姿势下颈椎的正常生理曲度，避免颈部关节、肌肉、筋膜受到过度拉伸和挤压。控制手机、平板电脑的使用时间和频率，避免颈部劳损。颈部活动时，避免过大范围、过长时间、过度用力。长时间坐位学习、工作，要间歇性活动颈部，活动顺序为先屈伸，再旋转，后侧弯，幅度从小到大。夏天休息避免风扇、空调直吹头颈部。

（3）正确的飞行动作：教练机、双座歼击机的主动操控者在改变飞行方向、飞行速度时，要提前告知被动飞行者，避免颈部被动运动发生损伤。飞行人员操控飞机进行高载荷下颈部运动前，头颈尽可能处于稳定支撑下，高载荷下颈部运动时，颈部肌肉尽可能充分激活对抗损伤。直升机飞行员佩戴夜视仪或瞄准装置时，前方重力大，要合理使用配重块抵消不平衡重力，还要减少头盔和头部之间的不平衡运动。

(4) 体能锻炼：目前体能训练对飞行效能的重要性已经深入人心，需要注意体能训练的科学性。在颈肩疼痛不适期间，特别要注意颈部运动前热身，控制运动的强度和时间，以锻炼当天和锻炼后两天内颈部无疼痛加重为度。对于有既往颈椎病病史和影像学改变的飞行人员，要制定个体化的训练方案。

(5) 颈部自我按摩：感到颈部酸胀不适时，可选择风池、天柱、肩井、大椎穴进行按摩。每个穴位点按 10s、揉捏 10s。再进行屈伸、旋转、侧屈自我拉伸。

出现头、颈、肩部酸胀不适时，要及时诊治，全面恢复，防止演变为颈椎病。严重的神经根性颈椎病、脊髓型颈椎病反复发作时，要保持积极乐观的态度、健康的心理，积极参与康复锻炼，避免焦虑甚至抑郁。

发生颈椎损伤、颈肌劳损，要及时诊治，尽量全面恢复，防止演变为颈椎病。在专业医师指导下，科学诊治、积极康复锻炼，防止复发。出现慢性颈椎病，严重的神经根型、脊髓型颈椎病，要保持较好的精神心理状态，既不能毫不在意，更不可焦虑甚至抑郁，一旦出现须及时诊治。

第三节　胸椎小关节紊乱症

一、概述

(一) 定义及飞行人员发病情况

胸椎小关节紊乱症（thoracic facet joint disturbance，TFJD），是胸椎小关节（胸椎后关节、肋骨小头关节和肋横突关节）在外伤、劳损、体位不良等因素影响下，发生解剖位置的改变，造成胸椎的小关节出现错位，损伤肌肉、筋膜、韧带，甚至神经、血管的功能而出现对应的症状、体征。临床又称为胸椎错缝、胸椎小关节功能紊乱等。胸椎小关节紊乱症是骨科常见损伤性疾病，有时不能自行复位，若未及时妥善治疗，甚至会刺激胸段神经根、交感神经，继而出现相应疼痛症状及功能受损，严重者影响患者健康和正常的生活工作。

胸椎小关节紊乱症通常表现为背痛，目前尚无飞行人员患病率和发病率的报道。普通人群中成人单月发生率小于1%，1～4年内总体发生率为13%～45%。

（二）病因

1. 飞行相关病因

与颈部扭伤病因相同。

2. 一般病因

多在胸椎间盘及胸椎韧带退行性改变的基础上，突受外力、慢性劳损、别扭姿势，导致胸椎小关节解剖位置发生轻微改变，引起关节、滑膜嵌顿而形成的不全脱位。

3. 病理改变

错位关节会刺激、压迫周围软组织，急性期产生水肿、无菌性炎症。如不能恢复，病情迁延超过3周，会出现粘连、挛缩，刺激、压迫神经根、肋间神经，还可能导致胸腔、腹腔脏器功能紊乱。

二、诊断

①有长期不良姿势史，或在突然外力作用下有过度前屈或后伸肩背运动的受伤史。

②伤后即出现胸背部疼痛，痛连前胸，有背负重物之感，坐卧不宁，走路震动、咳嗽、打喷嚏、深呼吸等均可引起疼痛加重。部分患者可出现脊柱水平面有关脏腑反射性疼痛，如胆囊、胃部的疼痛。

③体格检查。错位节段的棘突有明显压痛、叩击痛或偏歪。棘旁软组织可有不同范围和程度的紧张甚至痉挛，触之常有条索样物

感，压之常有疼痛感。

④影像学检查。一般无特异性改变，可见退行性改变，或表现避痛性脊柱侧弯、棘突偏歪等改变。有明确外伤史者须排除肋骨骨折。

三、治疗

本病的治疗关键在于调整胸椎小关节，使其恢复正常的解剖位置。解除背部肌群的痉挛，改善局部炎症，促进软组织损伤恢复，达到止痛的目的。目前对于胸椎小关节紊乱症的治疗，国内外尚无公认的治疗方法，一般有推拿整脊、针刺、电针、针刀、中药、灸法、导引治疗等；也可对症治疗，包括使用消炎止痛类、解痉类、营养和调节神经系统类药物达到镇痛作用，或使用激素、营养神经类药物进行局部注射；还可通过康复治疗、物理治疗、医疗运动治疗来消炎止痛。

（一）一般疗法

自觉纠正不良坐姿，充分休息，科学运动，保持健康心态和情绪。

（二）手法治疗

常见治疗方法有胸椎正骨法、改良胸椎正骨法、坐位膝顶法、俯卧掌按法、搭建环抱提拉法、旋转按压法、脊柱三联整治手法、反向按压复位手法、抱头压胸法、按动疗法、三小定点整脊术、清宫廷正骨手法（俯卧双掌按压复位法）以及夏氏背提法等。

（三）物理疗法

可应用热敷、脉冲、频谱等物理治疗，尤其是脉冲治疗对胸椎小关节紊乱的治疗针对性强。

临床上可选择单头脉冲枪，脉冲枪探头紧贴偏歪棘突疼痛一侧，另一手抵住患椎下位胸椎棘突对侧固定，设备枪头内嵌有传感器，指示灯呈绿色后扣动扳机击发，随着患椎逐渐位移，指示灯由绿变红，脉冲枪自动停止工作。治疗过程中一般击发 10 ~ 20 次，如疼痛持续可再重复上述过程 1 ~ 2 次。每天治疗 1 次，每次 20min，治疗每隔 6 天应暂停 1 天，治疗 2 周。此外，还可用脊柱脉冲治疗仪进行治疗。

（四）药物疗法

根据患者临床症状、肌肉紧张和活动受限程度，可选用非甾体抗炎药、肌肉松弛药和中枢镇痛药。明显疼痛，口服药物缓解不明显可行胸椎间关节阻滞治疗。精确的椎间关节阻滞须在 CT 引导下操作或超声引导下操作。

（五）运动疗法

疼痛时以胸部活动范围恢复性锻炼为主，疼痛消除后进行拉伸、稳定性练习，痊愈后进行斜方肌、菱形肌、背阔肌、肩胛下肌、前锯肌等肌力锻炼。

（六）心理疗法

胸椎小关节紊乱飞行员因症状反复发作，部分出现焦虑甚至轻度抑郁，也有担心飞行时疼痛发作影响飞行信心。须帮助患者分析疾病的原因、诱因、发病机制、危害以及预防对策和预后等。进行心理疏导，克服心理障碍，鼓励通过科学的体能训练，保持良好的身体状况和心理状态。

四、胸椎小关节紊乱症的中医诊治

胸椎小关节紊乱症属“骨错缝、筋出槽”范畴。《御纂医宗金鉴·编辑正骨心法要旨》最早明确提出“骨错缝”，而在《仙授理伤续断秘方》中，最早出现了“筋出槽”的说法。2013 年“骨错缝”作为中医药名词公布，其定义为“暴力或慢性劳损造成关节部分损伤或微细离位，出现以疼痛和功能障碍且不能自行复位等为主要表现的疾病”。

（一）中药内服治疗

胸椎小关节紊乱的证候分类，一般分三期进行辨证论治。

（1）气血阻滞（损伤早期）：表现为脊背疼痛明显，活动不便，动则痛甚，可伴呼吸不畅，牵扯胸腹作痛，舌红或紫暗，脉弦细。治宜活血化瘀、行气止痛，常用方有身痛逐瘀汤加减等。

（2）气虚血瘀（损伤中期）：表现为脊背酸累不适，局部按压则痛减，可伴有胸腔、腹腔脏器功能紊乱症状，舌质暗红，脉弦细或涩。治宜益气温中，和营生新、濡养筋骨。选方以和营止痛汤、舒筋活血汤为基础，随症加减。

（3）气血两虚（损伤后期）：此期距起始损伤日时已久，脊背症状多不明显，临床上多表现为胸腔、腹腔脏器功能紊乱。舌质淡，脉细无力。治宜益气养血，强筋壮骨。选方以补中益气汤合四物汤加减。

（二）中药外治法

中药封包热敷治疗，药物组成：丹参 30g、延胡索 30g、三七 10g、姜黄 30g、威灵仙 30g、海风藤 30g、络石藤 30g、杜仲 20g、续断 30g、牛膝 20g。水蒸 20min 后热敷痛处 20～30min，每天 2 次，5 天为 1 个疗程。

（三）中医非药物疗法

针刺疗法，一般选穴：大椎、病变棘突下椎间隙及上下相邻两椎间隙和两侧相应的夹脊穴。也有医家采用针刺阳陵泉、重子穴、重仙穴治疗本病。放血疗法，选两侧委中。针刀疗法，垂直刺入皮下，缓慢深入，切破硬结，切断硬性条索，切开小关节囊，剥离松解粘连、紧张的软组织，直达骨面，感刀下松动即可出针。电针治疗，选取胸椎棘突压痛点及疼痛部位两旁夹脊穴，每次取 5～6 穴。也有采用热敏灸与澄江针伤五步法等治疗。

五、航空医学训练

剧烈疼痛期间，航空心理训练一般不受影响。暂停抗荷生理训练、高空生理训练、空间定向训练、夜间视觉训练、弹射离机训练、野外生存训练等航空生理训练。

胸椎小关节紊乱症诊治过程中，如果出现心慌、胸闷、下肢肌力下降、步态不稳等严重情况，须立即送上级医疗机构诊治。

六、预防

在所有飞行人员中，进行胸椎小关节紊乱症防治健康宣教，普及本病的危险因素及预防知识。

避免不良坐姿、劳作姿势和动作，平时坐位工作尽量选择符合人机功效学原理的桌椅。

在体育锻炼中，以增强肌力、运动协调性的动作为主，避免剧烈对抗损伤。特别注意运动前的拉伸、热身，运动后的拉伸、放松。

第四节 腰椎间盘突出症

一、概述

（一）定义及飞行人员发病情况

腰椎间盘突出症指腰椎间盘，主要是髓核，还包括纤维环及软骨板，在退行性改变和外力等因素的作用下，造成纤维环破裂，髓核向椎管内或椎间孔突出，导致相应脊神经根、马尾神经丛遭受刺激或压迫，出现腰部疼痛，一侧下肢或双下肢疼痛、麻木、无力，甚至肌肉萎缩或大小便障碍等一系列临床症状。飞行人员腰椎间盘突出症发生率约为10%，30岁以上高发。歼击机飞行员发病率更高。

（二）病因病理

1. 飞行相关病因

歼击机飞行员椎间盘在高载荷环境下反复受到牵拉、扭转产生累积性损伤，部分机型须弯腰握杆操控飞机，腰椎间盘损伤加重，前后舱飞行员未能协同动作时腰部意外损伤，连续长时间飞行造成腰部劳损；直升机飞行员偏侧操作腰部扭转劳损，直升机震动造成的腰部损害；运输轰炸机飞行员常规长时间坐位操控飞机，造成腰部劳损。复杂气象、仪表飞行、夜间飞行时精神高度紧张，造成腰部肌肉长时间紧张。既往飞行员选拔，未常规行腰椎X线检查，部分腰骶移行椎、骶椎隐裂等人员入选。所有飞行员参加跳伞训练和实践，造成的腰部损伤。

2. 一般病因

腰部反复损伤，导致椎间盘积累性退变；长期不良坐姿，长期弯腰劳作，反复弯腰、直腰，手持重物劳作造成椎间盘退变；剧烈运动或不协调动作造成的椎间盘退变；长期潮湿、阴冷环境下工作，腰肌处于紧张状态，椎间盘内压力增高，循环减少，营养丢失。随年龄增长出现腰椎间盘退变。另外，长时间坐位工作，体重过重，吸烟等不良生活习惯。妊娠也增加腰椎间盘突出症的发生率。

3. 病理改变

根据不同病理分型，腰椎间盘突出物病理改变有以下4种。

（1）损伤疝出型：多为急性突出，突出物为块状破碎髓核组织，质地软，易分离。显微镜下可见组织破坏、新生血管、T细胞和巨噬细胞浸润，超微结构以破坏为主。神经根受刺激的原因主要为机械压迫、炎症、自身免疫反应。

（2）退变突出型：突出物质硬、无弹性，无破碎成块的椎间盘组织，分离切除困难。显微镜下见软骨基质和胶原纤维增生、致密、排列紊乱，超微结构以增生为主。神经根受刺激的主要原因为机械压迫，椎管、神经根管狭窄，动态刺激。

（3）椎体后缘骨软骨病伴椎间盘突出：突出物质硬，范围大，切除困难，含骨软骨性突出。显微镜下除椎间盘髓核和纤维环组织，有来源于软骨终板与骺环的成熟骨组织。神经根受刺激的主要原因为机械性压迫、狭窄和动态刺激。

（4）椎间盘囊肿：纤维环与硬膜囊之间，囊壁与椎间盘相连，切除后纤维环缺损。囊壁为致密纤维结缔组织，无细胞内衬，可含软骨等椎间盘组织，囊内为液体。神经根受刺激的主要原因为机械压迫。

另外，根据突出物的位置，分为中央型、外侧性、神经根管型、极外侧型。突出物≤4mm 为膨出，>4mm 为突出，纤维环破裂髓核进入椎管内为脱出。

二、诊断

（一）症状

腰痛伴坐骨神经痛，多为放射性神经根性痛，涉及腰骶部、臀后部、大腿后外侧、小腿外侧至足跟或足背部，严重时出现下肢麻木。站立与行走加重疼痛。病情严重者有马尾神经刺激症状，双下肢不全瘫，肛门括约肌功能障碍，大小便障碍。

（二）体征

可见腰部旋转侧弯或歪斜，活动受限。棘突、椎间关节序列异常。病变棘突、棘间韧带、椎间关节、梨状肌等部位压痛、叩击痛、放射性压痛，股神经牵拉试验阳性、直腿抬高试验阳性。受累神经支配肌肉腱反射减弱，受累神经支配皮节感觉异常，马尾神经受累者肛周反射异常。下肢感觉异常、肌力下降，甚至肌肉萎缩、跛行。

（三）辅助检查

腰椎 X 线平片可见椎间隙狭窄、病变、侧弯，腰椎生理前凸变小或消失，严重者甚至出现反常后凸，椎间关节增生。腰椎 CT 可见硬膜囊、神经根受到突出间盘组织压迫，向一侧移位，突出较大时神经根淹没于突出组织中；后纵韧带、黄韧带钙化，椎管狭窄、神经根袖粘连等。MRI 除显示椎间盘突出及神经受压，还可判断椎间盘退变情况。发病 3 周后 EMG 检查可有相应神经根损伤征象。

（四）鉴别诊断

须排除单纯梨状肌损伤、坐骨神经炎、泌尿系统结石、腹部疾病、下肢血管病变，还要和急性腰扭伤、腰椎椎管狭窄症、腰椎滑脱症、腰椎结核、神经根鞘瘤、马尾肿瘤做鉴别诊断。

三、治疗原则

腰椎间盘突出症的康复目的是缓解或消除症状，增强或恢复功能，避免或消除可能存在的风险，尽量缩短治疗时间。需要遵循安全有效、痛苦小、科学经济等原则。

四、治疗

（一）一般疗法

急性期卧床休息，床铺软硬度要合适，酌情牵引；恢复期进行腰背肌特别是核心肌群锻炼。避免腰部负重过大、过度前屈，酌情佩戴腰围。腰椎间盘突出症的康复，在条件允许时选择泥疗、温泉浴、日光浴等方法，利用日光、空气负离子、矿泉等综合作用，达到调节机体代谢、改善微循环的目的。

（二）物理疗法

物理疗法的目的是改善椎间盘、神经根循环，消除水肿、炎症。增强肌肉力量和肌腱强度，稳定腰椎。主要有以下几种方法。

（1）热敷：一般用于急性期后，每次 20min，每天 2 次，15 天为 1 个疗程，注意避免烫伤。

（2）磁振热：设定温度为 50℃，每天 2 次，每次 15min，15 天为 1 个疗程。禁忌证如下，出血倾向，严重的心、肺及肝脏疾病，高热、恶性肿瘤晚期及恶病质患者，各种外伤急性期，围手术期，各种感染和非特异性感染病灶，心脏起搏器植入者。

（3）低频调制中频电疗法（立体动态干扰电）：电极置于腰部

或下肢，选择1～3种差频，每种差频5～10min，每次20min，每天1次，15次为1个疗程。禁忌证如下，急性感染性疾病、肿瘤、出血性疾病，严重心力衰竭、肝肾功能不全，局部有金属异物、心区、孕妇腰腹部，心脏起搏器植入者。

（4）脉冲磁疗法：脉冲频率70次/min，中剂量磁场强度0.2T，每天2次，每次20min，15天为1个疗程。禁忌证如下，高热、出血倾向、孕妇、心力衰竭、极度虚弱、皮肤溃疡、恶性肿瘤晚期、心脏起搏器植入者。

（5）超短波疗法：中号电极并置或对置于腰部及下肢，温热量，每次20min，每天2次，15天为1个疗程。禁忌证如下，有出血倾向者，低血压、心力衰竭、活动性结核、恶性肿瘤、装起搏器及心瓣膜置换者。

（6）半导体激光疗法：通过触诊，选择3～5个压痛点，功率20W，照射时间5min，使照射部位产生温热感或轻微针刺感，每天1次，5天为1个疗程。注意事项：皮肤没有破损时可直接接触，皮肤有破损时距离皮肤2～3cm。注意不要激光探头直射眼睛。

（7）红外线辐射疗法：灯距30cm，温热量，20min，每天1次，10天为1个疗程。禁忌证如下，出血倾向、高热、活动性肺结核、重度动脉硬化、闭塞性脉管炎等。

（三）药物疗法

（1）外用药物：腰椎间盘突出症患者腰及下肢酸胀、疼痛，可外用发热类贴敷，中药活血化瘀药膏，用药时间一般10天左右。

（2）口服药物：腰椎间盘突出症疼痛发作，VAS大于4分，影响睡眠，腰部明显倾斜侧弯，可口服非甾体抗炎药，如布洛芬、双氯芬酸钠、洛索洛芬钠等，如有胃肠道病史须用依托考昔。非甾体类药物效果不佳时，可尝试阿片类镇痛药，但须注意中枢神经系统不良反应。用药时间一般3～5天。肌肉明显紧张时可酌情使用乙哌立松片等肌肉松弛药，因有嗜睡、恶心、头晕等不良反应，飞行人员肌肉松弛药应慎重使用。神经根病变时可口服神经营养维生素

B_{12}或甲钴胺片。

(3) 静脉或肌肉注射：神经根水肿炎症时，可静脉用甘露醇、甘油果糖或七叶皂苷钠；肌肉注射维生素 B_1、维生素 B_{12}。

(4) 类固醇注射疗法：疼痛剧烈、影响睡眠者，可在 X 线或肌骨超声辅助定位下，由有经验、有资质的医师，行关节囊、神经根或椎管内类固醇注射疗法。配药一般为 5mg 地塞米松磷酸钠注射液或 1mL 复方倍他米松注射液、15mL 生理盐水、2% 利多卡因 2 ~ 4mL。采用注射疗法一定要注意安全，曾有报道致患者全脊髓麻醉死亡的病例。

（四）手术疗法

腰椎间盘突出症患者如果病情比较严重，通过保守治疗无法改善，需要采用手术的方法治疗，在临床上手术治疗的方法主要有微创手术和开放性手术。如果单纯腰椎间盘突出没有合并腰椎不稳或者腰椎椎管狭窄的患者，可以考虑通过微创手术的方法治疗，如采用椎间孔镜下髓核摘除术。如果腰椎间盘突出并伴局部结构改变，如腰椎不稳或者腰椎椎管狭窄，一般要采用开放性的手术治疗，临床上比较常用椎板减压和椎间盘切除的手术方法，也可以同时进行椎间植骨融合术来重建腰椎的稳定性。

（五）运动疗法

腰椎间盘突出症急性期过后，注意避免长期卧床，保持积极活动。主要目的是促进受损神经的恢复，拉长紧张短缩的肌肉、肌腱和韧带，增强全身肌肉运动的协调性，增强肌肉特别是核心肌群力量。

①神经滑移术或张力松动术。根据评定结果，神经张力试验阳性者，可行神经滑移术或张力松动术，急性期行神经滑移术，后期行张力松动术。

②腰部屈伸、侧弯及旋转等拉伸练习，以痛为限，循序渐进。

③腰背肌稳定性训练，针对竖脊肌、多裂肌、腹肌、髂腰肌、臀肌等。先恢复肌肉、肌腱、韧带长度，再行等长和等张力量训

练，每一次锻炼后注意拉伸和放松。力量锻炼除徒手进行，还可借助弹力带、专业器械，以动态运动力量锻炼为主，以静态力量锻炼为辅。

④腰部运动与全身运动的协调一致性锻炼。

⑤腰椎间盘突出症康复阶段，还需对盆带肌群、臀部肌肉、大腿内收肌群、大腿屈曲肌群进行拉伸和力量锻炼；可徒手进行，也可在弹力带、专业器械辅助下进行。

⑥选择合适的腰背强健锻炼操，根据年龄、体质差异，青年可选用有氧健身操，中年可选用八段锦等，注意进行规律锻炼。

（六）心理疗法

（1）心理疏导：部分腰椎间盘突出症飞行人员因症状反复发作、迁延不愈，有担心病情严重瘫痪，也有担心各种治疗的不良反应，出现焦虑甚至轻度抑郁，还有担心飞行时疼痛发作影响飞行信心。须帮助患者分析腰椎间盘突出和腰椎间盘突出症的区别，分析病情发作的原因、诱因、发病机制，康复治疗方法，对策和预后等。进行心理疏导，克服心理障碍。

（2）生物反馈疗法：借助生物反馈仪，帮助患者了解并控制自身的心理、生理功能变化。确定训练目标，评定疗效，在指导语引导下，进行渐进性肌肉放松训练、温暖训练、呼吸方法训练，第一次训练由医师口述指导语，步入正轨后采用播放录音带方法进行。1 个疗程需要 4 ~ 8 周，每周训练 2 次，每次 20 ~ 30min。在日常生活中，要求患者在脱离生物反馈仪情况下进行自我训练，将学到的训练方法每天自行练习 2 ~ 3 次，每次 20min。

五、腰椎间盘突出症的中医诊治

（一）中医释义

根据腰椎间盘突出症的临床表现及病理，本病病位在腰脊与经络。本病位在腰脊，腰为肾之府，肾主骨而生髓，因此其本在肾。

骨髓相贯，为肾精所化生。先天不足、后天失养以及劳损致使肾精亏损，骨髓筋脉失养。因此肾精亏损是病之本，是内因，是辨证的基础和依据。腰椎间盘突出症可因跌扑闪挫、寒湿邪淫而发病，并出现临床症状，此为外因，属标证。因此，辨证时一定要辨识标本，不可混淆。至于腰椎间盘突出压迫神经根出现臀及下肢疼痛，病本在腰，病位在经络。《灵枢·本脏》云："经脉者，所以行血气而营阴阳，濡筋骨，利关节者也。"经络有传注气血以营养脏腑组织器官，抵御外邪，保卫机体的作用，故无论内外因素导致经脉气血不通，则引起经脉循行部位的疼痛，所以病因为本，经脉气血不通为病机，疼痛为标。

（二）中医诊断

1. 疾病诊断

腰椎间盘突出症的诊断标准如下。

①有腰部外伤、慢性劳损或寒湿史。大部分患者在发病前有慢性腰痛史。

②常发于青壮年。

③腰痛向臀部及下肢放射，腹压增加（如咳嗽、打喷嚏）时疼痛加重。

④脊柱侧弯，腰椎生理弧度消失，病变部位椎旁有压痛，并向下肢放射，腰活动受限。

⑤下肢受累神经支配区有感觉过敏或迟钝，病程长者可出现肌肉萎缩。直腿抬高或加强试验阳性，膝反射、跟腱反射减弱或消失，拇指背伸力减弱。

⑥X 线片检查。脊柱侧弯，腰生理前凸消失，病变椎间盘可能变窄，相应边缘有骨赘增生。CT 检查可见椎间盘突出的部位及程度。

2. 证候诊断

（1）寒湿痹阻证：腰腿冷痛重着，转侧不利，受寒及阴雨天加重，肢体酸楚困重，四肢发凉，舌质淡，舌苔白或腻，脉沉紧或濡缓。

（2）湿热内蕴证：腰部疼痛，痛处伴有灼热感，腿软无力，遇热天或雨天痛增，活动后痛减，恶热口渴，小便短黄，舌质红，舌苔黄腻，脉滑数或濡数。

（3）瘀血内阻证：腰部板硬刺痛，痛处固定拒按，俯仰转侧受限，舌质紫暗，或有瘀斑、瘀点，脉弦紧或涩。

（4）肾阴亏虚证：腰痛绵绵，酸软无力，久治不愈，劳累则甚，心烦失眠，面色潮红，手足心热，口燥咽干，舌红少苔，脉弦细数。

（5）肾阳亏虚证：腰部酸软冷痛，喜温喜按，形寒肢冷，面色㿠白，少腹拘急，少气乏力，男子或有阳痿早泄，女子带下清稀，舌质淡胖，舌苔白润，脉沉迟无力。

（三）中医治疗

1. 中药内治法（辨证论治）

（1）寒湿痹阻证：治法散寒祛湿，温经通络。

推荐方药：乌头汤加减。制川乌（先煎），威灵仙，麻黄，秦艽，细辛，羌活，薏苡仁，苍术，桂枝，白芍，川牛膝，杜仲，炙甘草。

中成药：独活寄生合剂等。

（2）湿热内蕴证：治法清热利湿，通络止痛。

推荐方药：宣痹汤加减。薏苡仁，防己，滑石（包煎），泽泻，茯苓，木瓜，晚蚕沙（包煎），黄柏，赤小豆，忍冬藤，川牛膝。

中成药：当归拈痛丸、四妙丸等。

（3）瘀血内阻证：治法活血化瘀，通经止痛。

推荐方药：活血通络汤加减。当归，川芎，赤芍，红花，桃仁，桑寄生，川牛膝，制乳香，制没药，续断，王不留行，全蝎。

中成药：独一味胶囊、盘龙七片、腰痹通胶囊等。

（4）肾阴亏虚证：治法滋阴补肾，强腰壮骨。

推荐方药：六味地黄（丸）汤加减。生地黄，山茱萸，山药，茯苓，牡丹皮，墨旱莲，桑寄生，杜仲，补骨脂，女贞子，续断。

中成药：六味地黄丸、壮腰健肾丸等。

（5）肾阳亏虚证：治法温阳补肾壮腰。

推荐方药：金匮肾气（丸）汤加减。熟地黄，附子（先煎），山药，茯苓，菟丝子，肉桂，桑寄生，鹿角胶（烊化），泽泻，淫羊藿，威灵仙，巴戟天。

中成药：金匮肾气丸、藤黄健骨丸等。

2. 中药外治法

（1）敷贴法：腰痛散（《穴位贴药疗法》）。吴茱萸，附子，肉桂，干姜，川芎，苍术，独活，威灵仙，土鳖虫，全蝎，羌活，细辛，红花，冰片，皂角刺，上药共为细末。选穴：腰眼、肾俞、肝俞、阿是穴，每穴用药粉10g，用胶布固定。一天一次，一周为1个疗程。本方有祛风除湿，温经通络之功。主要用于风寒湿邪内侵所致者。

代痛散（《伤科补要》）：川乌，草乌，乳香，没药，何首乌，蟾酥，上药共为细末。用烧酒或姜汁调敷。本方有活血、消肿、止痛之功。此药敷后，腰部有麻木感，疼痛可立即减轻或消失。本方适用于跌损初期，疼痛较重者。

（2）热熨法：青囊散（《实用颈背腰痛中医治疗学》）。当归，红花，骨碎补，防风，制乳香，制没药，木瓜，川花椒，白芷，透骨草，羌活，独活，续断，怀牛膝，马钱子，茄根，大青盐，上药共研粗末（10～20目），白酒与药末拌匀后用青麻布袋盛装。用法：用时放蒸笼蒸30min，热敷于痛处。每次1h，一天2次。连续使用一周后，即弃此囊。如需第二疗程，隔5～7天再依上法制用。本方有祛风除湿，活血通络之功。可用于各类原因所致者，唯新伤者24h内勿用。

（3）外洗法：包括药浴和熏洗。

药浴：①苍术，艾叶。将药物装纱布内包裹，放热水单人浴池内30min后，浴洗20min。一天一次，10天为1个疗程。主要用于寒湿内侵者。②肉桂，吴茱萸，生姜，葱头。上药纱布包裹，放入热水浴池30min后，浴洗20min，每天一次，用于肾阳虚者。

熏洗：荆芥，防风，苏叶，麻黄，羌活，独活，秦艽，苍耳子，干姜，伸筋草，菖蒲根，葱白，细辛，苍术，川芎，白芷。上药置锅中煮沸15min，使其温度保持在45～55℃，熏洗腰臀部，每次30～60min，以大汗淋漓为度。本方有祛风除湿散寒，温经活血止痛之功。主要用于寒湿内侵者。

3. 中医非药物疗法

（1）针刺疗法：包括毫针、梅花针、耳针、腕踝针。

①毫针选穴。a. 中央型腰椎间盘突出。主穴：肾俞、白环俞、膀胱俞、腰俞、环跳、承扶、殷门、委中。配穴：上骨、关元俞、腰阳关、秩边、承山、昆仑、阿是穴。b. L_3—L_4 椎间盘侧突。主穴：肾俞、白环俞、大肠俞、腰俞、环跳、承扶、委中、阳陵泉、足三里。配穴：秩边、腰阳关、条口、悬钟、丘墟、足临泣、阿是穴。c. L_4—L_5 椎间盘侧突。主穴：肾俞、白环俞、中替俞、腰俞、委中、环跳、风市、阳陵泉。配穴：腰阳关、中渎、膝阳关、外丘、悬钟、丘墟、足临泣、三阴交、商丘。d. L_5—S_1 椎间盘侧突。主穴：肾俞、关元俞、气海俞、腰俞、环跳、委中、阳陵泉。配穴：腰阳关、承扶、殷门、承山、昆仑、风市、悬钟、丘墟。

方法：每次选用3～5个穴位。急性期每天针治一次，症状好转，可隔天针治一次。

手法：除急性损伤，肾俞使用补法。其余穴位可用强刺激或中等刺激，使针感向远端放射。其中，肾俞为直刺并微斜向椎体，深1～1.5寸。环跳穴直刺，针尖向外生殖器方向，深2～3.5寸，使局部酸胀并向下肢放射。委中穴直刺0.5～1寸，使针感向足底放射。督脉穴针刺，以气至为度。

②梅花针选穴。T_{10}—L_5，夹脊、阿是穴周围，疼痛循经部位。

操作方法：右手持针柄，用环指和小指将针柄末端固定于手掌小鱼际处，针柄尾端露出手掌1～1.5cm，再以中指和拇指夹持针柄，示指按于针柄中段，运用腕关节弹力，均匀而有节奏地弹刺，落针要稳准，针尖与皮肤呈垂直角度，提针要快。不能慢刺、压刺、斜刺和拖刺。频率每分钟 70 ~ 90 次，痛点阿是穴重叩，使局部皮肤发红或微出血。叩后可拔火罐，拔出少量瘀血疗效更佳。

注意事项：操作前应注意检查针具，凡针尖有钩毛或缺损、针尖参差不齐，应及时修理，严格消毒，以防感染。局部皮肤有破损或溃疡者，不宜用本法。

③耳针选穴。腰椎、骶椎、臀、坐骨、膝。

操作方法：一般取坐位，病重体弱者可取卧位，选用 26—30 号、0. 3 ~ 1 寸长的不锈钢毫针，一般以 28 号 0. 5 寸长的毫针为佳，乙醇常规消毒，医师用左手拇指、示指固定耳廓，中指托针刺部位的耳背，以右手拇指、示指、中指三指持针刺入皮肤 2 ~ 3 分，若局部无针感，可调整毫针方向，每次选 2 ~ 3 穴，用中强刺激捻转数秒钟后，留针 30min，留针期间隔 5 ~ 10min 捻转一次，每天或隔天治疗一次。也可用埋针法埋针 3 ~ 7 天，起针后，注意消毒。此外，亦可用王不留行类药物进行耳穴贴压。每天按压数次，每次 2 ~ 3min，5 ~ 7 天换穴。

注意事项：耳针治疗腰椎间盘突出症，即时止痛效果较好。但刺激过强，防止晕针现象出现，严格消毒，防止耳廓皮肤感染和软骨膜炎的出现，耳部有显著皮肤病者不宜针刺。

④腕踝针选穴。下 6 区。

操作方法：皮肤常规消毒，取患侧穴，针体与皮肤成 30° 角，快速进针，针体应在皮下浅表层，针尖朝上，针深一般为 1. 4 寸。腕踝针一般无针感，不提插、不捻转，留针 30min，隔天一次，10 次为 1 个疗程。

注意事项：腕踝针进针时应无针感，若患者出现酸、麻、胀、沉、痛等感觉，说明针进入筋膜下层，应退至皮下，调整针尖方向。

（2）艾灸选穴：肾俞、关元俞、环跳、秩边、承扶、殷门、委中、委阳、承山、足三里、阴陵泉等穴位。

操作方法：患者俯卧，身体放松，暴露施灸部位，点燃艾条一端，将点燃的艾条插入艾灸盒，将艾灸盒平稳放置在穴位上，每次艾灸 1h 左右，燃烧的艾条端距离皮肤 2cm 左右。3 天 1 次，1 个月为 1 个疗程。

注意事项：在过饱、过饥、过劳、醉酒的状态下不能施灸；意识不清、恶病质、血液病者不能施灸；孕妇腰骶部、皮肤破溃处不宜灸；艾灸环境要安静、舒适，利于产生灸感。

（3）拔罐选穴：悬枢、命门、腰阳关、腰俞、腰眼、肾俞、大肠俞、关元俞、环跳、委中、风市、阳陵泉、阿是穴等。

操作方法：俯卧位，暴露拔罐部位，薄涂上凡士林油膏。用血管钳夹取 95% 乙醇棉球，点燃。左手持罐，罐口向下，右手持燃有乙醇棉球之血管钳，迅速伸入罐内绕一圈，立即抽出，同时将罐叩按在所选穴位上。待罐内皮肤隆起并呈红紫现象，留置 10 ~ 15min。起罐时，左手按住罐口皮肤，右手扶住罐体，空气进入罐内，火罐即可脱落。隔天一次，7 次为 1 个疗程。

注意事项：皮肤过敏或溃疡破损处，孕妇、妇女月经期或有出血倾向者，有严重心脑疾病、脏器衰竭以及精神病患者，有肢体缺血或软组织感染倾向的糖尿病患者等，忌用拔罐治疗。

（4）小针刀适应证：本疗法适用于腰椎间盘突出症的非急性期的治疗，尤其是病程长、其他疗法疗效不佳的情况，对腰臀部肌肉疼痛、腰部可触及条索状硬结及固定压痛点的患者疗效较好。对于合并第三腰椎横突综合征或腰椎不稳者疗效更为突出。

操作方法：在明确诊断后，依病情实际情况选取施术的具体部位。一般在病变椎体的棘突间或横突间寻找压痛点，或在其他可触及硬结、条索之处寻找敏感点。然后进行具体操作：患者多取俯卧位，暴露腰部，在患处和压痛明显处进针刀。根据进针的部位决定进针的深度和相应的手法。根据病情及并发症的不同可选用如下方法中的一种或几种进行治疗。a. 用提插或小幅度纵剥等针法刺激敏感点，使针感传导到腰部和整个下肢。b. 在硬膜外腔或局部阻滞麻醉的基础上松解以下部位：病变间隙的棘上韧带、棘间韧带，直达黄韧带；经病变间隙的黄韧带椎板间，用提插切割法松解；病变间隙两侧的横突间韧带、横突间肌以及椎间孔。在病变间隙的上棘突水平旁开 3～4cm 处进刀，触及横突后退针刀至皮下，向内、向前各约 50°角调整进刀方向，贴横突下缘、椎弓根下缘达椎间孔（并不离骨面），进行提插、切割，松解神经根的上方、合并有明显压痛和条索的其他病变部位。施术时的正常针感为酸、胀或向臀部及腰部的放散感。疼痛、麻木及触电感都是异常感觉。针刀治疗结束后，配合相应的手法、牵引治疗，可使粘连组织进一步松解，防止再次粘连，从而提高疗效。

禁忌证：全身性发热、感染患者；严重的内脏疾病或某些疾病，如原发性高血压、晚期肿瘤；有出血倾向及凝血功能障碍者，如血友病等；施术部位有感染、肌肉坏死者；施术部位有重要神经、血管和脏器而难以避开者；体质虚弱而不耐针痛刺激者。

（5）推拿按摩：包括按摩法、推压法、滚法、脊柱推扳法。

操作方法：先用按摩法，患者俯卧，术者用两手拇指或掌部自上而下按摩脊柱两侧膀胱经，至患肢承扶处改用揉捏，下抵殷门、委中、承山；推压法，术者两手交叉，右手在上，左手在下，手掌向下用力推压脊柱，从胸椎至骶椎；滚法，从背、腰至臀腿部，着重于腰部，缓解、调理腰臀部的肌肉痉挛。然后用脊柱推扳法，第一步俯卧推髋扳肩，术者一手掌于对侧推髋固定，另一手自对侧肩外上方缓缓扳起，使腰部后伸旋转到最大限度时，再适当推扳 1～3 次，对侧相同；第二步俯卧推腰扳腿，术者一手掌按住对侧患椎以上腰部，另一手自膝上方外侧将腿缓缓扳起，直到最大限度时，再适当推扳 1～3 次，对侧相同；第三步侧卧推髋扳肩，侧卧位在上的下肢屈曲，贴床的下肢伸直，术者一手扶患者肩部，另一手同时推髋部向前，两手同时向相反方向用力斜扳，使腰部扭转，可闻及或感觉到“咔嗒”响声，换体位做另一侧；第四步侧卧推腰扳腿，术者一手掌按住患处，另一手自外侧握住膝部（或握足跟上方，使之屈膝），进行推腰扳腿，做髋过伸动作 1～3 次，换体位做另一侧脊柱推扳法可调理关节间隙，松解神经根粘连，或使突出的椎间盘回纳。推扳手法要有步骤、有节奏地缓缓进行，绝对避免使用暴力。中央型椎间盘突出症不适宜用推扳法。

注意事项：急性期、体质较弱患者或孕妇，患有严重心脏病、高血压、肝肾疾病等患者，体表皮肤破损、溃烂或皮肤病患者，有出血倾向的血液病患者等，忌用或慎用手法。

（6）运动疗法：腰腿痛症状减轻后，应积极进行腰背肌的功能锻炼，可采用飞燕点水，五点支撑，后伸、旋转腰部，直腿抬高或压腿等动作，以增强腰腿部肌力，有利于腰椎的平衡稳定。

六、航空医学训练

腰椎间盘突出症，航空心理训练不受影响。疼痛发作时可暂停抗荷生理训练、高空生理训练、空间定向训练、夜间视觉训练、弹射离机训练、野外生存训练等航空生理训练。腰椎间盘突出症患者康复过程中，如果出现大小便障碍、肌力下降、无法行走等严重情况，须立即请骨科医师评估是否行急诊手术治疗。

七、医学鉴定

腰椎间盘突出症治愈后，症状消失，功能恢复，地面观察 1～3 个月后（歼击机、武装直升机飞行人员地面观察时间长），所有机种、岗位飞行合格。腰椎间盘突出症治疗地面观察结束后，腰及下肢活动范围恢复，肌力未完全恢复，歼击机、武装直升机飞行员飞行暂不合格，继续地面康复锻炼 1～3 个月，其他机种飞行员飞行合格。腰椎间盘突出症治疗地面观察结束后，腰及下肢活动范围、肌力均未恢复，除无人机操控员飞行合格，其他机种飞行员飞行暂不合格，继续地面康复锻炼 1～3 个月，再行飞行鉴定。腰椎间盘突出症经非手术和手术疗法，1 年后腰及下肢活动范围、肌力未恢复，且有肌肉萎缩者，所有机种飞行员飞行不合格。

八、预防

①向飞行人员普及腰椎间盘突出症的临床表现等知识，有腰痛、下肢疼痛等症状时，及时就诊，避免发展为腰椎间盘突出症。

②对体重超标的飞行人员，督促他们科学、合理减轻体重。站立、行走、跑步、搬抬重物时，保持腰椎正常生理曲度。长时间坐位学习、工作，要间歇性活动腰部。夏天避免风扇、空调直吹腰部。

③针对性腰部锻炼，主要目的是循序渐进增加腰部力量，同时注意腰部运动与整体运动的协调性。篮球等剧烈对抗性运动时，注意安全，防止腰部损伤。长时间驾车、坐车，佩戴腰枕，防止腰肌疲劳。

④腰部力量对于抗荷效能有重要意义，飞行前进行腰部屈伸、旋转等热身活动，有助于抗荷动作腰部发力。飞行后腰部疲劳恢复，点按竖脊肌、第3腰椎横突，拉伸臀部肌肉。

⑤腰部伤病治疗要彻底，康复要全面，防止久治不愈转为腰椎间盘突出症。既往有腰部损伤、腰椎不稳、腰椎间盘突出、腰椎椎管狭窄病史的飞行人员，根据突出物节段、大小，受累神经根定位，椎间关节损伤情况，制定个体化运动训练康复计划。避免腰椎间盘突出复发。

第五节 腰椎椎管狭窄症

一、概述

（一）定义及飞行人员发病情况

腰椎椎管狭窄症是指腰椎椎管、神经根管及椎间孔变形或狭窄并引起马尾神经受压而产生相应临床症状的疾病，又称腰椎椎管狭窄综合征。该疾病多发于40岁以上的中年人，好发部位为L_4、L_5，其次为L_5—S_1，男性较女性多见，体力劳动者多见。飞行人员腰椎椎管狭窄发病率目前没有确切的数据，可能由于该病高发于65岁以上，普通人群发病率为0.1%。

（二）病因

1. 飞行相关病因

战斗机座舱空间狭窄，飞行员在训练或执行任务期间，须长时间保持小幅度“弯腰”姿势，使腰部承受较大压力。战斗机在起飞、降落及空中翻转时，飞行员受重力加速度影响，身体出现不同角度的倾斜。为维持驾驶姿势，脊柱周围的肌肉会产生相应的反作用力来对抗外力。长时间过度负荷，就易造成肌肉紧张、僵硬，还会加大脊柱的骨骼、韧带和腰椎间盘承受的压力，引发骨质增生、韧带松弛、腰椎间盘突出、椎管狭窄等病症。

2. 一般病因

腰椎椎管狭窄症的病因主要分为原发性和继发性两种。原发性多为先天所致，是椎管本身由于先天性或发育性因素而导致的腰椎椎管狭窄，表现为腰椎椎管的前后径和横径均匀一致性狭窄，此类型临床较为少见。继发性多为后天所致，其中退行性改变是主要发病原因，中年以后腰椎发生退行性改变，如腰椎骨质增生、黄韧带及椎板肥厚、小关节突增生或肥大、关节突关节松动，椎体经受挤压而发病。椎体间失稳等均可使腰椎椎管内径缩小，椎管容积变小，达到一定程度后可引起脊神经根或马尾神经受挤压。原发性和继发性两种因素常常相互联系、相互影响，即在先天发育不良、椎管较为狭小的基础上再发生各种退变性改变，使椎管容积进一步狭小而导致本病。这种混合型的腰椎椎管狭窄症临床比较多见。此外，还有其他因素导致的腰椎椎管狭窄，如陈旧性腰椎间盘突出、脊椎滑脱、腰椎骨折脱位复位不良、脊柱融合术后或椎板切除术后等。

二、诊断

（一）症状

缓发性、持续性的下腰痛和腿痛，间歇性跛行，腰部过伸行动受限。腰痛在下腰部、骶部，腿痛多为双侧，可左右交替出现，或一侧轻一侧重。疼痛性质为酸痛、刺痛或灼痛。间歇性跛行是本病特征性症状，即当站立和行走时，出现腰腿痛或麻木无力，跛行逐渐加重，甚至不能继续行走，下蹲休息后缓解，若继续行走其症状又出现，骑自行车无妨碍。

（二）体征

腰部后伸受限，背伸试验阳性，即背伸可引起后背与小腿疼痛，这是本病的一个重要体征。部分患者可出现下肢肌肉萎缩，以胫前肌及伸肌最明显，足趾背伸无力。小腿外侧痛觉减退或消失，跟腱反射减弱或消失。直腿抬高试验可出现阳性。但部分患者没有任何阳性体征，其症状和体征不一致是本病的特点之一。病情严重者，可出现尿频、尿急或排尿困难，两下肢不完全瘫痪，马鞍区麻木，肛门括约肌松弛、无力或阳痿。

（三）辅助检查

①X 线检查可见椎体骨质增生，小关节突增生、肥大，椎间隙狭窄，椎板增厚、密度增高，椎间孔前后径变小，或可见椎体滑脱、腰骶角增大等改变。

②脊髓造影检查可见典型的“蜂腰状”缺损、根袖受压及节段性狭窄等影像，甚至部分或全部受阻。完全梗阻时，断面呈梳齿状。

③CT、MRI 检查有助于明确诊断及量化标准。可见椎体后缘骨质增生呈骨唇或骨崎，椎管矢径变小；关节突关节可增生肥大向椎管内突出；椎管呈三叶形，中央椎管、侧隐窝部狭窄及黄韧带肥厚等。

三、治疗原则

椎管狭窄的治疗原则：对轻型颈椎椎管狭窄病例可保守治疗，采用理疗、制动及对症处理。多数患者非手术疗法往往症状获得缓解。对神经损害发展较快、症状较重者应尽快行手术治疗。

保守治疗的原则主要包括以下几个方面：发病初期患者卧床休息多可获得较好疗效；指导患者避免久坐、弯腰、负重等，养成良好的生活、工作习惯，避免受凉，适度减轻体重有助于改善症状并延缓退变病程；积极进行腰背肌肉锻炼；适度牵引往往对发病初期、退变尚不严重的病例有较好的疗效，按摩、针灸、电疗、热疗等治疗均存在较为肯定的近期疗效。

手术治疗一般是个性化原则，主要针对责任节段及不同的腰椎椎管狭窄类型，结合身体状况选择个体化治疗方案。手术治疗应充分减压，切除全部致压物，恢复神经根游离度。尽量保留脊柱的结构，避免过多的去除关节突，若减压造成腰椎节段性不稳，这时须同时进行融合内固定治疗。

四、治疗

（一）一般疗法

患者急性发作时应注意休息，必要时可局部制动固定，可用腰围固定制动，也可行腰部牵引制动，并能帮助放松腰部肌肉，以减轻疼痛。应卧床休息，一般可取屈膝屈髋位侧卧，不习惯长期侧卧者可垫高膝部保证身体屈膝屈髋位仰卧，应休息至疼痛基本缓解。病情缓解后宜加强腰腹肌锻炼，增强肌力，减轻腰肌的紧张，恢复正常姿势，缓解椎管内压迫，调整静脉回流，减轻疼痛。

（二）物理疗法

红外线疗法的热作用能降低神经末梢的兴奋性，有镇痛作用，可以缓解肌肉的痉挛，对肌肉有松弛作用。用红外线照射腰部，照射距离 30～40cm，以舒适、热感、皮肤出现桃红色均匀红斑为度，每次治疗时间为 15～20min，每天 1 次，10 次为 1 个疗程。

（三）药物疗法

可给予消炎止痛药物，如吲哚美辛、布洛芬等服用。药物封闭疗法可进行硬膜外封闭，以松解粘连，消除椎管内炎性反应。常用药物为泼尼松龙、普鲁卡因或利多卡因，另外可加入维生素类注射液、当归注射液等，注入量最好在 60mL 以上。

（四）手术治疗

腰椎椎管的骨纤维性狭窄一般不会自行解除，因此已产生持续性压迫而症状较重者宜手术治疗。手术的目的是解除压迫马尾神经和神经根的狭窄因素，手术方式主要有全椎板切除、半椎板切除、椎板间扩大开窗术。

（五）运动疗法

1. 飞燕点水式锻炼

俯卧位，使腹部着床，四肢、头部抬起像飞燕一样。此方法可增强腰背肌力量，保护脊柱在受力时不挤压椎间盘。

2. 侧卧位锻炼

侧卧位，上面的腿抬高，抬腿时应尽量使两腿之间的角度为直角，两腿交替进行。此方法可使下肢的外展肌群和臀部梨状肌得到锻炼。

3. 仰卧位拱桥式锻炼

患者仰卧于床上，双脚掌、双肘部、后枕部着床，小腿与床垂直用力，使身体其他部分离床拱起，包括三点式、五点式。此方法可使脊柱两侧腰背肌得到锻炼。

4. 直腿抬高锻炼

平卧位，双腿交替抬高、放下，反复进行，抬腿时应尽量使下肢与身体成直角。主要锻炼腘绳肌和股四头肌。

五、腰椎椎管狭窄症的中医诊治

（一）中医释义

中医无腰椎椎管狭窄症的病名，但根据临床表现，可归属于“腰腿痛”“痹证”“痿证”等范畴。中医认为本病发生的主要原因与先天肾气不足、肾气虚衰以及外伤，或者受风寒湿邪侵袭等有关。主要病机是肾虚不固，风寒湿邪阻络，气滞血瘀，营卫不通。该病症状多，但体征少，故诊断有一定难度。病因病机：①肾气虚亏。《素问·六节藏象论》说：“肾者主蛰，封藏之本，精之处也。”《素问·金匮真言论》说：“夫精者，生之本也。”即指出了肾藏精，主生长、发育与生殖。而《素问·宣明五气篇》提到“肾主骨”，指出人体骨骼的生长发育与肾气的充实或亏虚关系密切。肾精不足，无以充养骨髓可导致骨骼发育不良，骨髓空虚则出现腰腿足萎弱，不能行动。目前，临床所见先天性或发育性腰椎椎管狭窄症与先天肾气不足有很大关系。另外，随着年龄的增长人体筋骨也逐渐发生退变，中年以后，由于肾气衰退和慢性损伤，可造成退变性腰椎椎管狭窄。②风寒湿邪侵袭。风寒湿等外邪侵袭人体，可致经络闭阻、气血运行不畅，而出现肢体疼痛，屈伸不利。《诸病源候论·风痹候》说：“痹者，风寒湿三气杂至，合而成痹，其状肌肉厚，或疼痛，由人体虚，腠理开，故受风邪也。”外邪侵袭，经络痹阻不通，可引起腰腿痛，故风寒湿邪侵袭与腰椎椎管狭窄症有一定关系。《素问·调经论》提出：“寒湿之中人也，皮肤不收，肌肉坚紧，荣血泣，卫气在，故虚。”说明身体虚弱为感受外邪致经络痹阻的内在因素。由上可见，腰椎椎管狭窄症的发生主要与肾气虚亏，风寒湿邪侵袭致气滞血凝、经络不通有关。而腰为肾之府，肾遭受外伤或慢性劳损也可导致气滞血凝、营卫不得宣通，而出现腰痛或麻木不仁的症状。

（二）中医诊断

1. 疾病诊断

①有下腰痛病史，多见于老年人。

②腰腿酸楚、重着、疼痛，下肢麻木不仁、痿软无力，二便失调。风寒痹阻者痛重着，时轻时重；气虚血瘀者腰腿痛如刺，痛有定处；肝肾亏虚者腰腿酸痛，无力，形羸气短，肌肉瘦削。

2. 证候诊断

（1）寒湿痹阻证：腰腿疼痛绵绵，腰部负重感，活动不便，痛有定处，畏寒喜热，舌淡苔白，脉沉紧。

（2）湿热痹阻证：腰腿疼痛，酸软乏力，痛处伴灼热感，口干苦，小便黄，大便干，舌红苔黄，脉弦数。

（3）血瘀阻滞证：腰腿痛，痛如刺、有定处，有局部明显压痛点，痛势较重，舌紫黯或瘀斑薄白，脉弦涩。

（4）肝肾亏虚证：腰腿酸痛，下肢麻木无力，劳累后加重，休息后减轻，夜尿频，小便清长，舌淡苔薄白。

（三）中医治疗

1. 中药内治法（辨证论治）

（1）风寒湿阻证：治法祛风散寒，除湿通络。

推荐方药：肾着汤合独活寄生汤加减。茯苓，白术，白芍，独活，羌活，防风，荆芥，当归，续断，肉桂，牛膝，杜仲，桑寄生，细辛等。

中成药：独活寄生合剂、金乌骨通胶囊等。

（2）湿热蕴结证：治法清热除湿，舒筋止痛。

推荐方药：四妙丸加减。苍术，黄柏，薏苡仁，牛膝，木瓜，络石藤，泽泻，木通，秦艽，防风。

中成药：四妙丸、痛风定胶囊等。

（3）血瘀阻滞证：治法活血祛瘀，舒筋通络。

推荐方药：身痛逐瘀汤加减。当归，川芎，红花，乳香，没药，五灵脂，羌活，秦艽，当归，丹参，鸡血藤，香附，牛膝，桑寄生，炒杜仲，全蝎，土鳖虫，桂枝。

中成药：独一味胶囊、接骨七厘片等。

（4）肝肾亏虚证：治法补益肝肾，通经活络。

推荐方药：三痹汤加减。炒杜仲，独活，红花，熟地黄，牛膝，狗脊，桑寄生，骨碎补，续断，海桐皮，海风藤，肉苁蓉，肉桂，土鳖虫。

中成药：壮腰健骨丸、藤黄健骨丸等。

2. 中药外治法

（1）贴法：处方（《百病外贴疗法》）。独活，桃仁，土鳖虫，乳香，没药，大黄，当归，牛膝，巴戟天，骨碎补，透骨草，川乌，草乌，半夏，细辛，三七，红花，冰片，樟脑，白酒适量。上药除冰片、樟脑，烘干碾细末，拌入冰片、樟脑，密封备用。治疗时取药粉放入锅内，文火加热，加适量白酒调成糊状，边加热边搅拌，待药成糊状即可。装入单层纱布袋，趁热贴于腰部，胶布固定，1 天 1 次，每次 4～6h，10 天为 1 个疗程，疗程间停药 3 天。本方有散寒除湿、活血祛瘀、通络止痛之功。用于本病损伤后，气血瘀滞、寒湿侵袭、筋脉痹阻而疼痛较重者。

（2）熨敷法：处方（《中医熨法大全》）。骨碎补，威灵仙，杜仲，鸡血藤，红花，当归，白芷。上药共碾末，用酒调，敷患处，外盖纱布，再在纱布上用热水袋热熨，每天 1 次，每次熨 1h。本方有祛风除湿、活血通络之功。用于本病痹痛明显者。

（3）热敷法：川芎、红花、桃仁、桂枝、元胡、罂粟壳、细辛。将上药用布或纱布包，置入盆中，加凉水将药包浸泡，然后加醋、白酒，煎沸 10min。将药包取出放至温热后放于患处进行热敷，每次 15～30min，每天 2 次，一服药可用 3 天。本方有温经通络、理气止痛之功。用于损伤后局部疼痛者。

（4）外洗法：蛇床子，细辛，牛膝，肉桂，吴茱萸，川花椒，附子，天麻，僵蚕，川芎，厚朴，麻黄，香附。上药捣粗末为散。用醋浆水煮沸，去渣，入盆中，浸浴痛处，每天 1 次，每次 30min，每剂药可用 3 次，10 次为 1 个疗程。本方有温阳散寒、活血通络之功。可用于风寒阻络、筋脉痹阻者。

3. 中医非药物疗法

（1）针刺疗法：包括毫针、梅花针、耳针、头皮针、腕踝针。

①毫针取穴。主穴：肾俞、命门、志室、腰阳关、环跳、委中。配穴：腰眼、水沟、身柱、承山。

方法：每次选 3 ~5 穴，每天针治 1 次。

手法：肾俞、命门、志室穴用补法，其余穴位用中等刺激或强刺激针法。

②梅花针取穴。L_1—L_5 两侧皮区、疼痛及感觉区。

方法：自 L_1—L_5 两侧各叩刺 3 行，第 1 行距离脊柱棘突 1cm，第 2 行距离脊椎 2cm，第 3 行距离脊柱 3 ~4cm。每针间隔 1 ~2cm，下肢则以功能障碍部位为中心，叩击 3 ~5 行。以局部皮肤红晕或微出血为度。

注意事项：注意无菌操作，预防局部感染，局部皮肤溃疡破损者忌用。

③耳针取穴。腰椎、坐骨神经、臀、神门、内分泌、肾、脾。

方法：每次选 2 ~3 穴，通过捻转进针法或插入进针法进针，进针 2 ~3 分深，体质强者捻转强刺激数秒钟，弱者不捻转，留针 20 ~30min，每天 1 次或隔天 1 次。

④头皮针取穴。感觉区上 1/5、运动区上 1/5、足运感区。

方法：患者取坐位或卧位，快速进针，刺入一定深度后快速捻转，不提插，持续捻转 2 ~3min，留针 5 ~10min 后重复捻转。反复捻针 2 ~3 次即可起针。每天或隔天治疗 1 次，10 天为 1 个疗程。

⑤腕踝针取穴。下 6 区。

方法：取患侧穴位，针与皮肤 30°进针，入针后，针体应在皮下浅层，无针感。不提插，不捻转，留针 30min，隔天 1 次，10 次为 1 个疗程。

（2）艾灸取穴：肾俞、命门、志室、腰阳关、环跳、委中。配穴：腰眼、水沟、身柱、承山。

方法：临床上可选用艾条灸、艾炷灸、温针灸、温灸器灸。每次选 3 ~5 个穴位，灸 10 ~20min 或 5 ~7 壮，每天 1 次，10 次为 1 个疗程。间隔 2 ~3 天行第 2 疗程。

注意事项：孕妇禁灸腰腹部。

（3）推拿按摩：主要为相对狭窄与可改变狭窄的患者。

操作方法：一般可采用按揉、㨰、点压、提拿等手法，配合斜扳法，以舒筋活络、疏散瘀血、松解粘连，使症状得以缓解或消失。手法宜轻柔，禁止用强烈的旋转手法，以防病情加重。患者取俯卧位，医师立于患者一侧，用揉法、㨰法在患者腰部两旁的竖脊肌自上而下施术，反复操作 5 次。医师用揉法、弹拨法作用于腰背部和臀部及下肢，放松腰背肌、臀部肌群和腘绳肌，时间约 5min。医师用拇指或肘尖点压肾俞、大肠俞、命门、腰阳关、承扶、殷门、委中与腰背部压痛点，每穴约 30s。采用腰部斜扳法或定点旋转扳法，调整偏歪椎体的位置，以扩大有效椎管容积。最后在腰骶部施以擦法，以透热为度。

注意事项：腰椎椎管狭窄伴发明显腰腿痛，忌用手法。

（4）运动疗法：腰椎腿痛症状减轻后，应积极进行腰背肌的功能锻炼，可采用飞燕点水、五点支撑动作，以增强腰部肌力；练习行走、下坐、蹬空、侧卧外摆等动作，以增强腿部肌力。

（5）健康指导：本症在急性发作阶段应注意卧床休息，缓解期应加强腹肌功能锻炼；生活中要注意劳逸结合，避免剧烈运动或持重导致腰部扭挫损伤；注意腰部防寒保暖，以防风寒湿邪的侵袭，从而诱发或加重本症；饮食上注意调补肝肾，勿食过于寒凉和辛燥食物。

六、航空医学训练

航空心理训练不受影响。一般情况下抗荷生理训练、高空生理训练、空间定向训练、夜间视觉训练、弹射离机训练、野外生存训练等航空生理训练也不受影响。腰椎椎管狭窄诊治过程中，如果出现大小便障碍、肌力下降、无法行走等严重情况，须立即送上级医疗机构诊治。

七、预防

飞行员结合工作性质和特殊行业特点，预防腰椎椎管狭窄应做到以下几点。

①科学开展飞行训练，端正飞行操作姿势，科学制订飞行训练计划，注重劳逸结合，让身体得到充分休息。

②加强体育锻炼，提高腰部肌肉力量，缓解腰部的酸痛疲劳。慢跑、吊单杠和倒行训练都是矫正腰椎椎管狭窄的良好办法。保持正确的作业姿势，坐着时要将椅子的高度调整到合适高度，让腿脚舒适伸展，保持脊柱伸直。注意合理休息，不能固定坐姿训练或工作太久，避免不良坐姿和动作。防止腰背部处于潮湿环境或风口处。

③经常进行腰部的全面检查，密切观察和分析不适情况，以便及早开展矫正治疗。在飞行人员中，进行腰椎疾病防治健康宣教，普及腰椎椎管狭窄危险因素及预防知识。

④所有机种、岗位飞行员，飞行前可进行简便、有效的热身运动，飞行后进行拉伸、劳损点整理等恢复性锻炼，平时可进行动态腰肌力量训练、动态和静态抗阻力量训练。

⑤腰部伤病治疗要彻底，康复要全面，防止演变为腰椎椎管狭窄。既往有腰部急性损伤、腰椎间盘突出、腰椎不稳病史的飞行人员，要按照个体化原则，制订运动锻炼计划，以核心肌群锻炼为重点，避免腰椎椎管狭窄的发生。

第六节　腰背部肌筋膜炎

一、概述

（一）定义及飞行人员发病情况

腰背部肌筋膜炎（lumbodorsal myofascitis）是筋膜破裂导致肌

肉、脂肪等软组织疝出形成痛性结节，包括痛点、扳机点和肌紧张条索。痛点是受压部位产生疼痛，扳机点是受压时引起的远处疼痛（称为牵涉痛），肌紧张条索是僵硬、压痛的肌纤维条索。腰背部肌筋膜炎表现为肌张力增高，灵活性下降。注意与纤维肌痛症相区别，美国风湿协会将其定义为腰部上下对称分布的、无明确压痛点的弥散性疼痛。

据文献报道，慢性颈头痛患者中肌筋膜炎的患病率为55%，而综合门诊有30%患者因肌筋膜炎就诊。尚无飞行人员腰背部肌筋膜炎发病情况文献的公开报道。

（二）病因

1. 飞行相关病因

歼击机飞行员穿戴抗荷服，腰背部筋膜受力增加，在狭小座舱环境中长航时飞行，腰背部无法活动导致血液循环效能下降，代谢产物聚集。直升机飞行员震动环境工作，腰背部筋膜损伤概率增加。运输轰炸机飞行员长时间坐位飞行，下肢肌肉长期处于放松状态，造成继发性腰背部筋膜代谢产物聚集。各机型飞行人员参加跳伞训练实践，直接造成腰背部筋膜损伤。恶劣飞行环境下，潮湿、阴冷等不利因素直接造成飞行人员腰背部筋膜劳损。

2. 一般病因

腰部反复损伤，肌筋膜积累性损伤；长期不良坐姿或脊柱侧弯，长期弯腰劳作，反复弯腰直腰，手持重物劳作，造成肌筋膜累积性损伤；剧烈运动或不协调动作造成的腰肌筋膜扭挫伤；长期潮湿、阴冷环境下工作，腰肌处于紧张状态，导致肌筋膜循环减少、营养丢失、退变加速。随年龄增长出现肌筋膜退变。长时间坐位工作，体重过重，吸烟等不良生活习惯也会增加肌筋膜炎的发生率。腰椎间盘突出症、椎管狭窄等造成神经根损伤，其支配的肌肉筋膜炎发生率增加。情感、心理障碍，甲状腺功能减退或雌激素分泌不足，维生素、矿物质缺乏，慢性病毒、寄生虫感染等都会加重肌筋膜炎的病情。长时间坐位电脑工作，人体动力肌（如臀大肌）和姿势维持肌（如腰方肌）之间失衡，也会导致肌筋膜炎的发生。

3. 病理改变

局部运动终板乙酰胆碱分泌增多，导致肌肉收缩、紧张，局部缺血，血管、神经活性物质分泌增多，神经受刺激产生疼痛，疼痛又导致肌肉收缩，形成恶性循环，从而造成肌肉组织纤维化。持续疼痛刺激导致脊柱节段敏感性增加，造成相应皮节区痛阈下降，所支配肌肉收缩痉挛，相应节段滑囊炎、起止点炎、肌腱炎发生率增加。

二、诊断

依据症状、体征，诊断腰背部肌筋膜炎，辅助检查排除其他疾病引起的腰背痛和下肢疼痛。

（一）症状

多见于体型偏胖者。腰背部、臀部广泛疼痛，常因剧烈活动或寒冷诱发；引发区和放射区为典型表现，重压筋膜区皮下结节（引发区），除按压点酸胀感，该点周围或放射区引发疼痛或肌紧张。有时在相应脊柱节段皮节支配区感到疼痛。梨状肌肌筋膜炎，还会出现不典型坐骨神经痛。

（二）体征

可见腰背肌肉不对称，主动、被动活动受限，腰部屈曲可见向一侧旋转。触诊肌肉痉挛，腰背部可触及皮下结节，50%～60%的患者有明确部位的扳机点。放松疼痛的肌肉，对于确定扳机点尤为重要，可以通过被动拉近肌肉起止点之间的距离达到确定扳机点的目的。腰背部肌筋膜破裂产生肌疝者，肌肉用力时局部可以摸到弹性肿块，肌肉放松时肿块消失，有时可摸到破裂的边缘。拇指、示指提起相应皮节检查有无感觉过敏，皮下组织是否增生变厚。

（三）辅助检查

腰背部肌筋膜炎多无特异性影像学检查结果。腰椎 X 线平片可见椎间隙狭窄、病变，腰椎曲度异常，椎间关节、韧带增生。

（四）鉴别诊断

与腰椎间盘突出症、腰椎椎管狭窄症、腰椎滑脱症、腰椎结核、神经根鞘瘤、马尾肿瘤等鉴别。

三、治疗原则

明确腰背部肌筋膜炎的症状和功能受限程度，确定病因与病理改变有无严重风险。明确治疗目标，制定规范化、个性化治疗方案，判断治疗疗效和预后，为预防功能障碍的发生和发展提供依据。

四、治疗

（一）一般疗法

告知患者确切诊断，明确受累的肌肉位置，共同制定治疗方案。自觉纠正不良坐姿、避免久坐，充分休息，科学运动，保持健康心态和情绪。环境温度、湿度合适，避免腰部着凉、受风，床铺软硬度要合适。条件允许时选择气候疗法、矿泉浴、日光浴等，利用日光、空气负离子、矿泉水等综合作用，达到调节机体代谢、改善微循环、消除疲劳、增强体质的作用。

（二）物理疗法

目的是消除痛点、扳机点和肌紧张条索，改善循环，恢复肌肉长度和力量。主要有以下几种方法。

（1）热敷：一般20min每次，每天2次，15天为1个疗程，注意避免烫伤。

（2）磁振热：腰背部肌筋膜炎患者，设定温度50℃，每天2次，每次15min，15天为1个疗程。禁忌证如下，出血倾向，严重的心、肺及肝脏疾病，高热、恶性肿瘤晚期及恶病质患者，各种外伤急性期，围手术期，各种感染和非特异性感染病灶，心脏起搏器植入者。

（3）低频调制中频电疗法（立体动态干扰电）：在扳机点、痛点或肌紧张条索基本消除后，电极置于腰臀下肢处。选择1～3种差频，每种差频5～10min，每次20min，每天1次，15次为1个疗程。禁忌证如下，急性感染性疾病、肿瘤、出血性疾病，严重心力衰竭、肝肾功能不全，局部有金属异物、心区、孕妇腰腹部，心脏起搏器植入者。

（4）脉冲磁疗法：脉冲频率每分钟70次，中剂量磁场强度0.2T，每天2次，每次20min，15天为1个疗程。禁忌证如下，高热、出血倾向、孕妇、心力衰竭、极度虚弱、皮肤溃疡、恶性肿瘤晚期、心脏起搏器植入者。

（5）超短波疗法：中号电极并置或对置于扳机点、痛点和肌肉条索处，温热量，每次20min，每天2次，15天为1个疗程。禁忌证如下，有出血倾向者、低血压、心力衰竭、活动性结核、恶性肿瘤、装起搏器及心瓣膜置换者。

（6）半导体激光疗法：通过触诊，选择3～5个压痛点，功率20W，照射时间5min，使照射部位产生温热感或轻微针刺感，每天1次，5天为1个疗程。注意事项，皮肤没有破损时可直接接触，皮肤有破损时距离皮肤2～3cm。避免激光探头直射眼睛。

（7）红外线辐射疗法：灯距30cm，温热量，20min，每天1次，10天为1个疗程。禁忌证如下，出血倾向、高热、活动性肺结核、重度动脉硬化、闭塞性脉管炎等。

（三）药物治疗

（1）外用药物：腰背部肌筋膜炎局部紧张疼痛，可外用发热类贴敷、中药活血化瘀药膏，用药时间一般为10天左右。

（2）口服药物：腰背部肌筋膜炎疼痛时，VAS大于4分，影响睡眠，可口服非甾体抗炎药，如布洛芬、双氯芬酸钠、洛索洛芬钠等，如有胃肠道病史须用依托考昔。非甾体抗炎药无效时，可改用阿片类止痛药。用药时间一般3～5天。肌肉明显紧张时可酌情使用乙哌立松片等肌肉松弛药，因该类药物有嗜睡、恶心、头晕等不良反应，飞行人员使用应非常慎重。

（3）类固醇或局部麻药注射疗法：是腰背部肌筋膜炎治疗的重要手段。定位扳机点、痛点后，可在肌骨超声辅助定位下，由有经验、有资质的医师操作。配药一般为5mg地塞米松磷酸钠注射液或1mL复方倍他米松注射液、15mL生理盐水、2%利多卡因2～4mL；或者15mL生理盐水、2%利多卡因2～4mL。回抽无脑脊液和血液时方可注射药物。

（四）运动疗法

运动疗法的重点在于放松紧张的肌肉，促进扳机点、痛点和肌紧张条索的消散，恢复肌肉长度和灵活性。恢复姿势维持肌群和关节运动肌群之间的平衡，恢复腰背部脊柱和肌肉之间的平衡。不建议直接通过拉伸动作达到恢复肌肉长度和灵活性的效果。推荐以下舒缓肌肉放松方式：通过呼气放松肌肉；将眼球视线转向欲放松的肌肉；肌肉等长收缩，通过自体抑制放松肌肉；拮抗肌低强度、小幅度的自主收缩，通过交互抑制放松肌肉。

扳机点、痛点和肌紧张条索消除，疼痛及肌肉痉挛消失后，再行肌肉拉伸及力量锻炼。拉伸分为静态拉伸和动态拉伸，腰背部肌筋膜炎以动态拉伸为主，可以避免损伤。力量锻炼等长、等张两种方式，以等张运动为主。

（五）心理疗法

（1）心理疏导：少部分腰背部肌筋膜炎飞行员因症状反复发作、迁延不愈，出现焦虑甚至轻度抑郁，也有担心飞行时疼痛发作影响飞行信心。须帮助患者分析腰背部肌筋膜炎的诱因、发病机制、危害以及预防对策和预后等。进行心理疏导，克服心理障碍，鼓励通过科学体能训练消除扳机点、痛点和紧张肌肉条索，放松肌肉，恢复活动范围、灵活性和稳定性，保持良好的身体状况和心理状态。

（2）生物反馈疗法：生物反馈技术是在身心相互影响这一理论的基础上，借助生物反馈仪，帮助患者了解并控制自身的心理、生理功能变化，是一种基于行为疗法的新型心理治疗技术。工作人员应向患者讲清本疗法的特点和要求，并对患者心理、生理活动进行全面了解，包括基线数值，心理、生理轮廓及暗示性等，确定训练目标，评定疗效，在指导语引导下，进行渐进性肌肉放松训练、温暖训练、呼吸方法训练，第一次训练由医师口述指导语，步入正轨后采用播放录音带方式进行。一个疗程需要4～8周，每周训练2次，每次20～30min。在日常生活中，要求患者在脱离生物反馈仪情况下进行自我训练，将学到的训练方法每天自行练习2～3次，每次20min。

五、腰背部肌筋膜炎的中医诊治

（一）中医释义

中医学根据腰背部肌筋膜炎的常见临床表现及发病原因，将其归属于“痹症”“经筋病”等范畴。该病的病因多为感受风寒湿三邪，或外伤、劳损而致营血滞涩，抑或禀赋不足致邪气侵袭经络，致血不荣筋、筋肉挛缩而发病。

《黄帝内经》记载“痹症”见于《素问·痹论篇第四十三》，提出“风寒湿三气杂至，合而为痹也”。认为痹症的病因主要为风寒湿邪侵袭人体所致，如久居潮湿之地、涉水冒雨、气候冷热交错，造成人体腠理开合不利，卫外不固，风寒湿邪乘虚而入，袭入腰背部经络，留于筋膜，局部气血痹阻而为痹痛。中医临床辨证治疗时，认为任何疼痛类病症都有虚实的不同。治疗实性疼痛以“不通则痛，通则不痛”的理论为基础，治疗虚性疼痛以“不荣则痛，荣则不痛”的理论为基础。

《灵枢·经筋》云“足太阳之筋……与腘中并上结于臀，上挟脊上项……其病脊反折，项筋急”。足太阳经筋循行过腰，“挟脊上项”，足太阳经筋之病的症状表现为疼痛、姿态改变、筋急等。从现代解剖学的角度，腰背部肌筋膜炎的发病部位与足太阳经筋循行位置重叠，因此腰背部肌筋膜炎应当属于“经筋病”范畴中的足太阳经筋之病。目前认为经筋是由具有张力本体感受器线性组织如筋膜、肌腱、韧带、关节囊等连续而成的，是具有形态、功能与感知信息相统一的有机人体组织。黄敬伟在此基础上提出“结筋病灶点”，认为当“超越限”的牵拉力作用于经筋群的“应力点”（易损伤点）时，便可导致该“应力点”（易损伤点）产生病理性的“横络”，即“结筋病灶点”，所谓“一经上实下虚而不通者，此必有横络盛加于大经”（《灵枢·刺节真邪》）；随着功能的延展、力学的代偿，病变呈点—线—面的损伤趋势，再由面的一维向多维演进，最终导致经筋序列甚至殃及其他层面的病变。《灵枢·经筋》在描述十二经筋的循行、生理、病理后反复强调“以痛为腧”，《灵枢·刺节真邪》针对结筋病灶点提出具体治法，“视而泻之，此所谓解结也”。故针对腰背部肌筋膜炎患者周围经筋粘连、痉挛的现象，采用触诊的诊察手段，探寻显性及隐性的结筋病灶点，以针刺、推拿按摩或其他方式直接“治至病所”，才能解结筋、松经筋、通经脉，使其通则不痛。

（二）中医诊断

1. 疾病诊断

①可有外伤后治疗不当、劳损或外感风寒等病史。

②腰背部酸痛、肌肉僵硬发板、有沉重感，疼痛常与天气变化有关，阴雨天及劳累后可使症状加重。

③腰背部有固定压痛点或压痛较为广泛，背部肌肉僵硬，沿竖脊肌走行方向常可触到条索状的改变。

④影像学检查无特异改变。

2. 证候诊断

（1）风寒湿阻证：腰部疼痛板滞，转侧不利，疼痛牵及臀部、大腿后侧，阴雨天气加重，伴恶寒怕冷。舌淡苔白，脉弦紧。

（2）湿热蕴结证：腰背部灼热、疼痛，热天或雨天加重，天气变冷稍减或活动后减轻；或见发热、身重，口渴、不喜饮。舌红苔黄腻，脉濡数或滑数。

（3）气血凝滞证：晨起腰背部板硬、刺痛，痛有定处，痛处拒按，活动后减轻。舌暗苔少，脉涩。

（4）肝肾亏虚证：腰部隐痛，时轻时重，劳累后疼痛加剧，休息后缓解。舌淡苔少，脉细弱。

（三）中医治疗

1. 中药内治法（辨证论治）

（1）风寒湿阻证：治法祛风散寒，除湿通络。

推荐方药：舒筋活血汤加减。独活、羌活、防风、荆芥、当归、续断、青皮、牛膝、杜仲、红花、枳壳等。

中成药：独活寄生合剂、金乌骨通胶囊等。

（2）湿热蕴结证：治法清热除湿，舒筋止痛。

推荐方药：四妙散加减。苍术、黄柏、牛膝、薏苡仁、川芎等。

中成药：四妙丸、痛风定胶囊等。

（3）气血凝滞证：治法活血化瘀，行气止痛。

推荐方药：身痛逐瘀汤加减。秦艽、川芎、桃仁、红花、甘草、羌活、没药、当归、五灵脂（炒）、香附、牛膝、地龙等。

中成药：七厘散、盘龙七片、通滞苏润江胶囊等。

（4）肝肾亏虚证：治法补益肝肾，强筋壮骨。

推荐方药：补肾壮筋汤加减。当归、熟地黄、牛膝、山茱萸、茯苓、续断、杜仲、白芍、青皮、五加皮等。

中成药：养血荣筋丸等。

2. 中药外治法

（1）中药熏蒸（熏洗）：以中药热熏洗腰背部。推荐方药及用法如下，熏洗汤加减，透骨草、伸筋草、归尾、寻骨风、续断、海桐皮。根据辨证适当加减。上药加水1500mL浸泡1h，文火煎开10min后备用。采用自动熏蒸床熏洗患处，温度以患者耐受为宜。

每次30min，每天1次，10天为1个疗程。注意事项为重症高血压、心脏病、心功能不全、重度贫血、动脉硬化、心绞痛、精神病、青光眼等患者；饭前、饭后半小时内，饥饿，过度疲劳；妇女妊娠及月经期；急性传染病；有开放性创口、感染性病灶、年龄过大或体质特别虚弱的人禁用中药熏蒸（熏洗）。

（2）中药贴敷：根据病情需要，选用具有祛风散寒、通络止痛作用的中药膏外敷。

3. 中医非药物疗法

（1）针刺疗法：根据具体辨证，采用毫针、电针、温针、火针等。

选穴：阿是穴、肾俞、腰阳关、委中、昆仑、华佗夹脊穴等，若触及条索状硬结可在其周围针刺，同时可循经选取同侧上肢的外关、中渚、合谷等穴。

电针方法：针刺得气后通以电针仪，连续波形，通电30min。

火针方法：消毒皮肤，将钨制细火针在酒精灯上烧灼，烧至针尖发红时，对准所刺穴位，迅速刺入和退出。一般进针深度为一寸。隔3天1次，10次为1个疗程。

（2）艾灸疗法：艾灸部位选择腰背部敏感压痛点或条索状硬节。

艾灸材料：灸盒、艾条。

艾灸方法：患者俯卧，身体放松，暴露施灸部位，点燃艾条一端，将点燃的艾条插入艾灸盒，将艾灸盒平稳放置在以敏感压痛点为中心的皮肤上，每次艾灸1h左右，中途须不断将艾条往灸盒里推，保证燃烧的艾条端距离皮肤约2cm。3天1次，1个月为1个疗程。

注意事项：在过饱、过饥、过劳、醉酒的状态下不能施灸；意识不清者、恶病质者、血液病者不能施灸；孕妇腰骶部、皮肤破溃处不宜灸；艾灸环境要安静舒适，利于产生灸感。

（3）拔罐疗法：操作取俯卧位，暴露拔罐部位，薄薄涂上凡士林油膏。用血管钳夹取95%乙醇棉球，点燃。左手持罐，罐口向下，右手持燃有乙醇棉球之血管钳，迅速伸入罐内绕一圈，立即抽出，同时将罐叩按在所选穴位上，如肾俞、腰阳关、八髎和腰痛区阿是穴等。待罐内皮肤隆起并呈红紫现象，留置10~15min。起罐时，左手按住罐口皮肤，右手扶住罐体，空气进入罐内，火罐即可脱落。隔天一次，7次为1个疗程。

注意事项：皮肤过敏或溃疡破损处，孕妇、月经期或有出血倾向者，有严重心脑疾病或脏器衰竭以及精神病患者，糖尿病患者有肢体缺血或软组织感染倾向者等，忌用拔罐治疗。

（4）小针刀疗法：选择痛点或软组织条索处，1%利多卡因局部麻醉，用针刀局部进行粘连带的松解，刀法有切、割、推、拨、针刺等，一般1次即可，不愈者隔7天做第2次。超微针刀疗法：选择痛点或软组织条索处，无须麻醉，直接针刺，切割深浅筋膜1~3刀。

注意事项：刀具要严格消毒，防止感染。施术部位皮肤有炎症表现者，施术部位有重要器官、大血管、神经干等无法避开可能引起损伤者，孕妇、月经期或有出血倾向者，有严重心脑疾病或脏器衰竭以及精神病患者，糖尿病患者有肢体缺血或软组织感染倾向者等，忌用小针刀治疗。

（5）铍针疗法：第一步，操作点定位。患者触诊寻找压痛点或筋结点，用指端在皮肤垂直向下做“十”字压痕，注意“十”字压痕的交叉点对准压痛点的中心。第二步，消毒。按局部常规消毒操作。第三步，进针。针尖对准皮肤“十”字压痕的中心，快速进针，当铍针穿过皮下时，针尖的阻力较小，进针的手下有种空虚感，当针尖刺到深筋膜时，会遇到较大的阻力，持针的手下会有抵抗感。第四步，松解。松解是整个治疗的关键步骤。针刺的深度以铍针穿透筋膜即可，不必深达肌层，这样可以避免出血及减少术后反应。第五步，出针。完成松解以后，用持针的棉球或纱布块压住进针点，迅速将针拔出，按压进针点1~2min。隔天1次，7次为1

个疗程。

注意事项：针具要严格消毒，防止感染。局部软组织存在炎症反应、有出血倾向、严重心脑疾病或脏器衰竭、肝肾等疾病及糖尿病患者忌用。

（6）梅花针疗法：将针具及皮肤常规消毒后，手握针柄，针尖对准叩刺部位，使用腕力，将针尖垂直叩打在皮肤上，并立即提起，用力要均匀、柔和，遍刺腰部疼痛部位，3 天 1 次，3 次为 1 个疗程。

注意事项：局部皮肤有疮疡、破溃或损伤等，孕妇、月经期或有出血倾向者，有严重心脑疾患或脏器衰竭以及精神病患者，糖尿病患者有肢体缺血或软组织感染倾向者等，忌用梅花针治疗。

（7）穴位注射疗法：选用适当注射液循经取穴或痛点注射。

（8）刮痧疗法：刮痧部位选择督脉，大椎穴至腰俞穴；双侧膀胱经第一侧线，大抒穴至白环俞；双侧膀胱经第二侧线，附分穴至秩边穴。

刮痧用具：刮痧板，刮痧油。

刮痧方法：刮痧环境要舒适暖和，患者俯卧，身体放松，充分暴露刮痧部位，涂上适量刮痧油。施术者手持刮痧板，沿督脉及膀胱经第一、第二侧线向刮拭方向倾斜 45°角利用腕力多次向同一方向刮拭，一般由上而下、由内而外的顺序进行，力度由轻到重，不能来回刮，以皮肤出现红色或暗红色斑点为度。刮痧结束后，寻找敏感压痛点或条索状硬节处用刮痧板的角进行按揉弹拨，增加对病变局部的刺激。刮痧时用力均匀、适中，以患者耐受为度。每次刮痧时间不宜过长，一般控制在 20min 左右为宜，以敏感压痛点或条索状硬节为刮痧重点，同一部位刮 20 次左右，以出痧、局部温热感或患者耐受为度。6 天 1 次，1 个月为 1 个疗程。

注意事项：部分患者出痧较少，以背部出现温热感为度；随着刮痧次数增加，病情逐渐好转，出痧会越来越少，只要患者背部有温热感，即可停止刮痧，以免出现皮肤破溃、患者晕刮等现象；刮痧期间尽量避风，不要当风或面对空调、风扇刮痧，刮痧后应注意保暖；刮痧后2h内不能洗澡；刮痧结束后嘱患者饮40℃左右的温开水一杯，促邪外出；刮痧的时间不宜过长，每次治疗控制在20min左右为宜，主要对重点部位刮拭，不追求大面积出痧。

（9）推拿按摩治疗：推拿按摩手法治疗腰背部肌筋膜炎有显著疗效，是首选方法之一，能舒筋活血，通络止痛，缓解肌肉痉挛，防止肌筋粘连，所采用的推拿手法主要为按、摩、揉、搓、摇等理筋放松手法。

操作方法：患者俯卧位，由足太阳膀胱经自上而下，施行揉按和㨰法。点按肾俞、腰阳关、八髎和腰痛区阿是穴。双手拇指在激痛点上反复揉按，如果触及筋结或筋束，可用捏拿、分筋、弹拨、掐揉等手法松解，恢复其收缩功能。术者以掌根或小鱼际肌着力，在患者腰骶部施行揉摩手法，从上而下，反复进行3～5次，使腰骶部感到微热。隔天1次，7次为1个疗程。

注意事项：急性期或体质较弱患者或孕妇，患有严重心脏病、高血压、肝肾疾病等患者，体表皮肤破损、溃烂或皮肤病患者，有出血倾向的血液病患者等，忌用或慎用手法。

六、航空医学训练

腰背部肌筋膜炎，航空心理训练不受影响。一般情况下抗荷生理训练、高空生理训练、空间定向训练、夜间视觉训练、弹射离机训练、野外生存训练等航空生理训练也不受影响。

腰背部肌筋膜炎诊治过程中，如果出现大小便障碍、肌力下降、无法行走等严重情况，须立即送上级医疗机构诊治。

七、预防

在所有飞行人员中，进行腰背部肌筋膜炎防治健康宣教，普及腰背部肌筋膜炎危险因素及预防知识。

保持正常体重指数，避免不良情绪。生活、地面工作中，避免不良坐姿、劳作姿势和动作，防止腰背部处于着凉、潮湿环境或风口处。平时坐位工作尽量选择符合人体功效学原理的桌椅，工作超过 2h，须进行腰部活动、拉伸，缓解肌肉紧张，改善血液循环。避免弯腰重体力劳作。

体育锻炼中，以增强肌力、运动协调性动作为主，避免剧烈对抗损伤。特别注意运动前的拉伸、热身，运动后的拉伸、放松。长时间乘坐交通工具佩戴腰枕，避免腰肌疲劳。

所有机种、岗位飞行员，飞行前可进行简便、有效的热身运动，飞行后进行拉伸、劳损点整理等恢复性锻炼，平时可行动态腰肌力量训练、动态和静态抗阻力量训练。

腰部伤病治疗要彻底，康复要全面，防止演变为腰椎间盘突出症。既往有腰部急性损伤、腰椎间盘突出、腰椎不稳、腰椎椎管狭窄病史的飞行人员，要按照个体化原则，根据突出物的大小、方向、受累的神经根，制订运动锻炼计划，以核心肌群锻炼为重点，避免腰背部肌筋膜炎发生。

第七节　梨状肌综合征

一、概述

（一）定义及飞行人员发病情况

梨状肌综合征是由于梨状肌充血、水肿、痉挛、肥厚刺激或压迫坐骨神经以及解剖变异，引起以一侧、双侧臀部酸胀、疼痛，伴大腿后侧或小腿后外侧放射性疼痛，甚至活动受限等为主的临床综合征。本病好发于中年以上患者，发病特征明显，临床表现较为独特，病情较重者可出现“刀割”或“灼烧样”臀部疼痛感，双下肢关节屈曲受限，躯体呈蜷缩状，部分患者可表现为会阴部抽动性疼痛。

梨状肌综合征的表现不典型，在影像学检查完全普及的医疗环境中，很多被诊断为腰椎间盘突出症。普通人群梨状肌综合征年发病率大约在6%。关于飞行人员梨状肌综合征的发病率，尚无权威数据。

（二）病因

梨状肌形状为三角形，属于臀部深层肌，起自部分骶骨前方，终于股骨大转子，主要作用是配合臀部内外相关肌群以完成由骶神经支配的下肢外展及外旋动作。梨状肌具有特殊解剖结构，肌肉运动能够影响神经功能。若髋关节旋转或外展超出正常范围则可能损伤梨状肌。而处于紧张状态的梨状肌卡压坐骨神经，并刺激局部及其所支配肌肉，可产生放射性疼痛。坐骨神经从梨状肌下缘出骨盆到臀部，少部分可从梨状肌肌肉中走行，故与梨状肌相交时会有部分变异。梨状肌在损伤或受凉的状态下易痉挛，出现一系列坐骨神经刺激症状，引起梨状肌综合征。

梨状肌综合征的病因主要包括原发性和继发性，原发性主要包括梨状肌、坐骨神经及周围血管、肌肉的解剖结构变异，占比为15%。继发性主要包括创伤、炎症、慢性劳损（如久坐、长途步行或跑步）、某些动作（下肢外展、外旋或蹲位变直位）、占位性病变、双下肢不等长、退行性变、髋关节置换术及妊娠等，以上病变均导致梨状肌受拉，从而使梨状肌的肌内膜毛细血管破裂，梨状肌发生水肿、挛缩及充血，反复损伤导致梨状肌肥厚和痉挛，造成梨状肌下孔狭窄，可直接压迫坐骨神经而出现疼痛及下肢功能障碍。继发性病因更为常见，占比在80%以上。

二、诊断

（1）病史：多有臀部大腿后方损伤史、过度锻炼导致梨状肌肥厚、久坐等。

（2）症状体征：下腰、臀部、大腿后上方疼痛，坐骨神经受刺激时疼痛放射至小腿后方。查体：在梨状肌的解剖部位可以触到梭形、腊肠状的块状物；Lasegue 征阳性。

（3）鉴别诊断：腘绳肌近端综合征、坐骨股骨挤压综合征、孖肌闭孔内肌综合征为其他臀部深层肌肉综合征，为非椎间盘源性骨盆病变、畸形造成的坐骨神经、阴部神经受压。另外需与其他造成下腰臀部疼痛疾病鉴别，如腘绳肌损伤、腰骶间盘损伤、腰骶神经根病变、腰骶椎滑脱、骶髂关节病变等。

三、治疗

包括手术与保守治疗。保守治疗初期使用消炎镇痛药、理疗等解除肌肉痉挛，疗效显著。严格保守治疗无效时，采取手术治疗。

（1）药物治疗：非甾体抗炎药可有效缓解疼痛，肌肉松弛药是治疗梨状肌综合征的另一种常见药物。

（2）局部封闭：药物治疗效果不佳时，可考虑局部封闭。

（3）手法复位及运动疗法：梨状肌综合征的运动疗法主要包括拉伸练习、肌肉力量训练和髋关节训练，不仅可有效缓解疼痛，改善梨状肌结构，还加强了梨状肌的力量及稳定性，改善了梨状肌的功能，可有效地降低本病的复发率。

（4）理疗：理疗治疗梨状肌综合征的方式较多，而冲击波治疗效果较好。发散式冲击波治疗梨状肌综合征具有良好的临床疗效，且安全可靠。

（5）手术治疗：一般采用硬膜外麻醉，患者取斜卧位或俯卧位，由髂后上棘至尾骨尖做一连线，在距离髂后上棘下 2cm 处与大转子顶点的连线上做一切口，长约 10cm，切开皮肤、皮下组织及臀大肌肌膜，钝性分离深面，显露梨状肌及其在大粗隆顶点的腱性部分，并从腱性部切断。如坐骨神经穿梨状肌者应切断其肌腹，使坐骨神经不被梨状肌夹持，如臀上、臀下静脉淤血怒张者，给予结扎切断。而后用手指沿坐骨神经干上下剥离，以解除坐骨神经的粘连。如见坐骨神经外膜增厚，应纵向切开外膜，使其得到松解。然后冲洗伤口，彻底止血，缝合皮下组织及皮肤。

四、梨状肌综合征的中医诊治

（一）中医释义

梨状肌综合征在中医无对应病名，可归属中医学“伤筋”“痹证”“臀股风”的范畴。《素问·四时刺逆从论》载“少阳有余，病筋痹，胁满”。《素问·长刺节论》载“病在筋，筋挛节痛，不可以行，名曰筋痹”。本病多因局部扭伤或感受风、寒、湿等外邪，气血瘀滞经脉，导致气血运行不畅，筋脉失养所致。中医学认为，该病多为本虚标实之证，以肝肾不足，气血亏虚，血不养筋，筋脉失养为本；以外伤、复感外邪，痹阻经络，经脉不通为标。

梨状肌所处解剖部位大致是足太阳膀胱经、足少阳胆经循行经过的部位。如足太阳膀胱经及足少阳胆经出现气血运行不利，津液输布不畅，致经脉失于濡养，故出现一侧臀部酸胀、疼痛，伴大腿后侧或小腿后外侧放射性疼痛，甚至活动受限等不适。

1. 中医诊断

①有外伤或受凉史。

②常发生于中老年人。

③臀部疼痛，严重者患侧臀部呈持续性“刀割样”或“烧灼样”剧痛，多数伴有下肢放射痛、跛行或不能行走。

④臀部梨状肌部位压痛明显，并可触及条索状硬结，直腿抬高在60°以内疼痛明显，超过60°后疼痛减轻，梨状肌紧张试验阳性。

2. 证候诊断

（1）气滞血瘀：臀痛如锥，拒按，疼痛可沿大腿后侧向足部放射，痛处固定，动则加重，夜不能眠。舌暗红苔黄，脉弦。

（2）风寒湿阻：臀腿疼痛，屈伸受限。偏寒者得寒痛增，肢体发凉，畏冷，舌淡苔薄腻，脉沉紧。偏湿者肢体麻木，酸痛重者，舌淡苔白腻，脉濡缓。

（3）湿热蕴蒸：臀腿灼痛，腿软无力，关节重者，口渴不欲饮，尿黄赤。舌质红，苔黄腻，脉滑数。

（4）肝肾亏虚：臀部酸痛，腿膝乏力，遇劳更甚，卧则减轻。偏阳虚者面色无华，手足不温，舌质淡，脉沉细；偏阴虚者面色潮红，手足心热，舌质红，脉弦细数。

（二）中医治疗

1. 中药内治法（辨证论治）

（1）气滞血瘀证：治法行气活血，祛瘀止痛。

推荐方药：逐瘀止痛汤加减。

（2）风寒湿阻证：治法祛风除湿，散寒通络。

推荐方药：蠲痹汤加减。

（3）湿热蕴蒸证：治法清热除湿，宣痹通络。

推荐方药：宣痹汤加减。

（4）肝肾亏虚证：治法补益肝肾，强筋壮骨。

推荐方药：偏阳虚者，右归丸加减。偏阴虚者，左归丸加减。

2. 中药外治法

（1）中药熏蒸治疗：中药熏蒸治疗梨状肌综合征具有利气行血、散瘀通络、祛风散寒除湿、解痉止痛的作用。治疗期间嘱患者多卧硬板床休息，保持患肢外旋外展位的旋转动作，使梨状肌处于放松状态。

（2）中药热罨包治疗：中药热罨包外敷疗法可促进药物在相应穴位吸收，起到活血通络、除痹温筋的功效。操作过程中注意药包温度，避免烫伤。

（3）中药贴敷疗法：将大黄、当归、红花、威灵仙、透骨草、白芷、栀子、冰片、薄荷等药物粉碎过筛，制成细粉备用。取药粉15g，用香油调敷在厚度为0.5mm的药贴上，裁剪成6cm×8cm的药片，贴敷于患处。隔天1次，每次贴敷4～5h，6次为1个疗程。

3. 非药物疗法

（1）针刺治疗：可用毫针、电针、温针以及刺络放血疗法等。穴位选择多以阿是穴、环跳、居髎、臀三角点、秩边、承扶、委中、阳陵泉、承山、飞扬、昆仑等，通过针刺治疗消除梨状肌的无菌性炎症，改善局部血液循环，解除痉挛与粘连，以缓解疼痛及活动受限症状。

（2）艾灸拔罐疗法：可祛风散寒除湿、活血通络止痛，减轻疼痛。可用热敏灸、隔物灸、雷火灸等，闪火拔罐法、刺络拔罐法等。

（3）推拿治疗：①急性期（发作期）。患者取俯卧位，患侧髋前垫枕，使髋关节、膝关节屈曲内收。医师站于患侧，先用柔和而深沉的㨰法、拿法、按揉法等施术于臀部及大腿后侧，往返操作5～8次，使臀部及大腿后侧肌肉充分放松；用拇指弹拨痉挛的梨状肌肌腹，重复操作3～5次，以达到通络止痛的目的；用点按法点按环跳、承扶、风市、委中、承山、阳陵泉等穴，每穴时间约30s，以酸胀为度；用掌推法，顺着肌纤维方向反复推3～5次，力达深层，达到理筋整复目的。②慢性期（缓解期）。患者俯卧位，医师用㨰法、拿揉法、掌按揉法等手法施术于臀部及下肢后侧，往返操作5～8次，使臀部及大腿后侧肌肉充分放松；用拇指或肘尖用力弹拨条索样的梨状肌肌腹，以患者能忍受为度，重复3～5次，以达到通络止痛目的；用点按法点按环跳、承扶、风市、委中、承山、阳陵泉等穴，每穴时间约30s，以酸胀为度；医师一手扶按臀部，另一手托扶患侧下肢，做髋关节的后伸、外展及内旋等被动运动，松解粘连，解痉止痛。沿梨状肌肌纤维方向用擦法，至深部透热为度。

（4）针刀治疗：患者取俯卧位，于髂后上棘和尾骨尖部位的连线中点与股骨大转子连线的中部、内侧1/3处（坐骨神经于梨状肌下孔出口的部位）做好标记。常规消毒，铺无菌巾。术者戴口罩、帽子及无菌手套，用利手拇指、示指持3号针刀，非利手拿消毒纱布夹住刀体，于标记处沿下肢纵轴下刀，针体与皮肤垂直，迅速刺入患者皮下组织层部位，然后再逐渐深入，当患者出现麻木感或下肢出现过电样的感觉时，将针刀沿进刀方向回退 2cm，再将刀体倾斜 10°～20°角向内侧或外侧刺入，当刀下出现坚韧感时，再使用提插针刀的方法向下进针，进针范围在 0.5cm 以内，当刀下出现松动感的时候即可缓慢拔出针刀，重力按压刀口 3min，预防出血，并可在治疗点贴上创可贴。一周治疗 1 次，3 次为 1 个疗程。

其他疗法包括穴位埋线与注射疗法。

4. 健康指导

①避免髋部受伤或受凉。

②症状严重者应卧床休息，将伤肢保持外展外旋位，避免髋部的内旋内收，使梨状肌处于松弛状态。

③疼痛缓解后应该加强髋部及腰部运动和功能锻炼，以减少肌肉萎缩，促进血液循环。

五、航空医学训练

梨状肌综合征，航空心理训练不受影响。疼痛发作时可暂停抗荷生理训练、高空生理训练、空间定向训练、夜间视觉训练、弹射离机训练、野外生存训练等航空生理训练。

梨状肌综合征伴腰椎间盘突出症康复过程中，如果出现大小便障碍、肌力下降、无法行走等严重情况，须立即请骨科医师评估是否须急诊手术治疗。

六、预防

①避免髋部受伤。

②避免髋部受风、受凉。

③改变某些不良生活习惯，如习惯把钱包或手机放在裤后袋等影响血液供应，造成梨状肌受压从而发病。

④改变生活中某些不良的动作，如长时间坐位工作，一些强力扭转躯干的活动，如网球发球、铲雪、挖土等，容易造成梨状肌拉伤。

⑤急性期疼痛严重者应卧床休息，将伤肢保持在外展外旋位，避免髋关节的旋转动作，使梨状肌处于松弛状态。

⑥疼痛缓解后应加强髋部及腰部活动和功能锻炼，促进血液循环，避免肌肉萎缩。

第八节　臀上皮神经损伤

一、概述

（一）定义及飞行人员发病情况

臀上皮神经损伤又称为臀上皮神经炎或臀上皮神经卡压综合征，常见于中老年人且较肥胖者，女性略多。本病是由于臀上皮神经遭受刺激或压迫而引起的腰臀部软组织损伤，主要表现为腰臀部疼痛，尤以臀部疼痛明显，呈刺痛、酸痛或撕裂样疼痛。急性期疼痛较剧烈，可向大腿后方放射，但通常不超过膝关节，常伴有弯腰受限，起坐困难，改为直立位或直立位下坐时感到腰部无法用力，疼痛加剧，须攀扶他人或物体。

飞行人员为特殊职业群体，长期久坐、震动、反复加速度作用的不良刺激，是导致臀上皮神经损伤的重要因素。目前无飞行人员臀上皮神经损伤的确切数据，研究发现14%的下腰痛与臀上皮神经损伤有关。

（二）病因

臀上皮神经损伤的致病原因一般可以分为内因和外因。内因是由人体臀上皮神经及其行走过程中的解剖特点和退变决定的。臀上皮神经来源于第1—3脊神经后支的外侧支，下行越过髂嵴进入臀部时，经过腰背筋膜在髂嵴上缘附着处形成骨纤维管，于骶棘肌外缘，与髂嵴交界处穿出到皮下，分布于臀部及股后外侧皮肤。臀上皮神经走形转折多，转折角度也较锐，且部分固定在骨纤维管、神经鞘、筋膜鞘中，构成其易损伤的解剖基础。

外因是不适宜或过度运动导致的，背阔肌、臀大肌收缩、牵拉、紧张、痉挛等损伤，造成的水肿及炎性反应可使神经的活动度降低，人体在各个角度活动时就会牵拉刺激神经而产生症状。尤其是肌筋膜由于慢性劳损发生增生变性、疤痕粘连时，与臀上皮神经粘连在一起，运动时神经受到牵拉移位形成“筋出槽”的特殊病理变化。另外，臀上皮神经周围脂肪变性形成脂肪球，嵌压神经也会导致本病的发生，触诊时局部会有“筋结”样改变。有报道称不当的骨盆牵引和髂骨移植手术造成不可避免性因素损伤臀上皮神经时，也会导致本病的发生。

二、诊断

(1) 病史：多有腰臀部闪挫、扭伤、反复受压及受凉史。

(2) 症状：单侧或双侧腰臀部、髂嵴刺痛、酸痛或撕裂样疼痛，部分患者有扳机点，位于 L_5 棘突旁开 7cm 髂嵴交点处。严重者弯腰受限，起坐困难，需他人帮扶或双手扶持其他器物方可站起或坐下。

(3) 体征：在 L_5 棘突旁开 7cm 处可见压痛明显扳机点，并可在局部及其附近的沟槽触摸到条索状硬物；急性期疼痛剧烈，腰肌反应性紧张痉挛，腰部活动明显受限；直腿抬高也可受限，但无神经根性症状；慢性者可见患侧腰臀部肌肉甚至大腿后方肌肉萎缩。扳机点 1% 利多卡因 2mL 注射，疼痛缓解 75% 以上，时间持续 2h 可证实臀上皮神经损伤。

(4) 影像学检查：X 线片一般无异常改变，但有时也可有代偿性腰曲变直或侧弯。

(5) 实验室检查：常无特异性发现。

（6）鉴别诊断：①坐骨神经痛。无论是因神经根挤压、梨状肌综合征，还是坐骨神经炎（神经干性），该疼痛症状均沿下肢后侧达足底。②腰椎间盘突出症。此症发生在 L_3—S_1 可有类似症状及体征，但有腰部外伤史，相应的 CT 或 MRI 检查可确诊。最大的区别是臀上皮神经损伤疼痛不过膝，坐骨神经痛和腰椎间盘突出症的疼痛都在膝以下。

三、治疗

臀上皮神经损伤目前以保守治疗为主，但若疼痛顽固、经久不愈者，也可采取手术治疗，将臀上皮神经髂嵴一段切除，可获痊愈。

（一）手法治疗

手法治疗是根据臀上皮神经的表面投影点或压痛点行手法操作。患者俯卧或背对术者坐于椅上，术者于患者背后，以拇指桡侧触找滚动或高起的条索状物体，即损伤肿胀的臀上皮神经，再定位臀上皮神经沟，一手拇指将臀上皮神经近端定位，另一拇指将其按回原位，再沿神经走形按压几次，病人疼痛多可缓解。慢性患者，在腰部、臀部及大腿后外侧疼痛路线上，尤其髂嵴内下 2～4cm 处寻找条索或结节，施以弹拨法，力量由轻而重，时间约 2min，以疏通气血，解痉止痛。

（二）药物治疗

常用的非甾体抗炎药有对乙酰氨基酚、布洛芬、双氯芬酸钠、美罗昔康等，肌肉痉挛严重者可服用强筋松、美索巴莫、氯唑沙宗，或给予地西泮 2.5mg，每天 3 次，有助于缓解痉挛。阿片类制剂仅限于疼痛严重者短期使用，以免成瘾。

（三）局部封闭治疗

患者取俯卧位，在髂嵴中点下 2～3cm 有明显压痛处定点，用 7 号 8cm 长针由定点处快速刺入皮肤，垂直进针，直达病变部位后患者可有放射性酸胀感，回抽无血后注入消炎镇痛药液（2% 盐酸利多卡因注射液＋地塞米松磷酸钠注射液）5～10mL。

（四）手术治疗

经保守治疗无效或反复发作的臀上皮神经卡压综合征，可行手术治疗。操作：患者取俯卧位持续硬膜外麻醉，沿痛性结节表面做横弧形切口，长3～5cm，逐层切开可见从腰背筋膜深处疝出到筋膜浅层的表面光滑的球形脂肪，并可在脂肪结节表面或周边找到受压的臀上皮神经。将脂肪结节剥离摘除，筋膜疝孔剪开松解并切断臀上皮神经。创面彻底止血后放置明胶海绵或胶片引流后缝合伤口加压包扎。术后24～48h拔除引流管，10～14天伤口拆线。摘除组织做病理镜检。

四、臀上皮神经损伤的中医诊治

（一）中医释义

臀上皮神经损伤是引起腰腿痛及运动障碍的原因之一，属中医学“筋痹”的范畴，谓之“筋出槽”。其病因病机多为肝肾亏虚，复感风寒湿邪；或久居湿地，腠理疏泄，邪气留滞经络；或因外伤，气血瘀阻，血脉凝滞，不通则痛。《医宗金鉴·正骨心法要旨》：“若素受风寒湿气，再遇跌打损伤，瘀血凝结，肿硬筋翻。”《素问·脉微精要论》：“腰者肾之府，转摇不能，肾将惫矣。膝者筋之府，屈伸不能，行则偻附，筋将惫矣。”《景岳全书·杂证谟·腰痛》：“跌扑伤而腰痛者，此伤在筋骨而血脉凝滞也。”以上均对本病的病因病机及临床表现进行了论述。

1. 中医诊断

①有腰臀部闪挫扭伤史或慢性劳损史。

②多发生于中年以上患者。

③一侧腰臀部刺痛或酸痛，急性扭伤疼痛较剧烈，可有下肢牵扯样痛，但多不过膝，弯腰明显受限，在髂嵴最高点内侧2～3cm处（臀部外上象中点）压痛明显，局部可触到条索样硬结。

2. 证候诊断

（1）气滞瘀阻：腰臀部刺痛，牵扯腿部，痛处固定，夜间尤甚，转侧俯仰困难。舌质暗紫，脉弦涩或弦紧。

（2）气血不足：腰臀酸痛，腿串痛麻木，体倦无力，遇劳则甚，头晕眼花，面色苍白。舌淡，脉虚细。

（二）中医治疗

1. 中药内治法（辨证论治）

（1）气滞瘀阻证：治法活血化瘀，理气止痛。

推荐方药：复元活血汤加减。柴胡、天花粉、当归、红花、桃仁、乳香、没药、川芎、香附等。

中成药：七厘胶囊、丹参片等。

（2）气血不足证：治法补益气血，强筋止痛。

推荐方药：八珍汤加减。人参、白术、茯苓、当归、川芎、白芍、熟地黄、炙甘草、桑寄生、杜仲、续断、五加皮等。

中成药：痹祺胶囊、八珍颗粒等。

2. 中药外治法

（1）中药烫熨疗法：将大黄、荆芥、防风、羌活、独活、伸筋草、姜黄、透骨草、葛根、川乌、草乌、红花、桂枝等药物按一定比例混合，稍加打碎加陈醋浸泡3个月以上备用。使用时将药渣装入大小适宜的布袋内，加热8～12min后取出，待温度适宜（55℃）即可熨烫患侧腰臀部疼痛处及周围。烫疗时间30～40min，每天1次。

（2）中药塌渍治疗：将伸筋草、透骨草、独活、防风、川芎、当归、赤芍、炒杜仲、牛膝、秦艽、续断、川乌等药物水煎取汁400mL，分两次用，每次用棉垫置于温热药液中，浸泡1min，取出棉垫，微微挤出水分，将棉垫覆盖患处。用红外线灯照射棉垫，保持棉垫温热，不烫为度，至棉垫微干。时间约30min，1天治疗2次，7天为1个疗程。根据缓解情况，一般治疗1～2

个疗程。

（3）中药离子导入疗法：将盐附片、白芷、威灵仙、桃仁泥等药物浸泡于500mL低度白酒中，3天后取适量药酒，取患侧的肾俞、阳陵泉以及阿是穴，用中药离子导入仪导入，每天1次，每次30min，7天为1个疗程。

3. 非药物疗法

（1）针灸治疗：取穴多选择双侧肾俞，患侧环跳、秩边、胞肓、承扶、殷门、委中等。气滞瘀阻者加膈俞、血海、气海；气血亏虚者加肝俞、肾俞。局部常规消毒后，选择适宜的针具，快速刺入，施平补平泻手法，得气后留针30min。针刺后肾俞穴加艾炷灸，每穴5~6壮。

（2）针刀松解术：患者取俯卧位，常规消毒，铺无菌洞巾，局部浸润麻醉，选用直径1.5mm平口刀在髂后上棘附近压痛明显处进针，进针前用三棱刀先刺开皮肤，针刀刺入患处达到骨面后，将针体与髂骨面垂直，先纵行剥离，再横行剥离，操作时刀口始终贴近骨面进行，以免损伤血管、神经。术中觉针下有松动感即出针，术毕用醋酸泼尼松5mL（125mg）或曲炎舒松5mL注入病灶，针孔用创可贴敷盖。

（3）推拿治疗：患师取俯卧位，医师立于患侧。先施以滚法在患侧腰部、臀部、大腿外侧和后侧依次操作，时间约3min；继用按揉法，在上述部位沿着经络循行操作，往返3~5遍。用膊运法，以前臂的尺侧腕屈肌肌腹着力，在上述治疗部位做环形的摩动，尤以腰部、臀部肌肉为主，操作时间约2min。医师用拇指或肘尖点按肾俞、气海、大肠俞、秩边、环跳、风市、委中、阳陵泉、昆仑、阿是穴等，每穴时间约30s，以患者感觉酸胀为宜。

其他非药物治疗包括刺络拔罐法、砭石疗法和穴位埋线。

五、航空医学训练

航空心理训练不受影响。疼痛发作时可暂停抗荷生理训练、高空生理训练、空间定向训练、夜间视觉训练、弹射离机训练、野外生存训练等航空生理训练。

伴腰椎间盘突出症的飞行人员康复过程中，如果出现疼痛明显加重、大小便障碍、肌力下降、无法行走等严重情况，立即请专科医师评估是否须急诊手术治疗。

六、预防

①避免腰臀部急性扭伤。
②避免腰臀部受风、受凉。
③急性损伤期，尽量保持卧床休息、制动，患处注意保暖。
④恢复期可适量运动，但要避免剧烈运动，避免劳累和负重。

第九节　棘上、棘间韧带损伤

一、概述

（一）定义

棘上、棘间韧带是脊柱后方韧带复合体的一部分，对于胸椎、腰椎的稳定起着关键作用。棘上韧带分布在 C_7—L_4 水平，而棘间韧带形成鞘状结构，连接相邻脊椎的棘突，腰椎棘间韧带最为发达。棘上、棘间韧带损伤，是一种常见的脊柱韧带慢性损伤，以腰部棘上韧带损伤更多见，可并发棘间韧带损伤。本病多见于中年以上患者，以下腰段损伤多见，多有长期弯腰工作或脊柱受伤史，主要表现为腰背疼痛、活动受限、弯腰及劳累后症状加重、起卧困难，甚至呈强迫体位等症状。

（二）病因

常见的病因及病理变化：长期埋头弯腰工作，不注意定时改变姿势；脊柱因伤病不稳定使棘上、棘间韧带经常处于紧张状态，可产生小的撕裂、出血及渗出。如伴有退行性变则更易损伤。这种损伤性炎症刺激分布到韧带的腰神经后内侧支，即可发生腰背痛。病程长者韧带可见出血、瘢痕化或钙化。棘上、棘间韧带与棘突连接部可因退变、破裂而从棘突上滑脱。此外，因暴力所致棘上韧带破裂，伤后固定不良而形成较多瘢痕，也是慢性腰痛的原因。由于韧带内含有神经纤维，因此，棘上、棘间韧带损伤压痛点非常敏感。

二、诊断

（1）病史：急性损伤，多因弯腰劳动、搬取重物或不慎转身等用力不当造成；慢性损伤，多因急性损伤没有及时治疗而转为慢性，或因埋头弯腰工作时间过长，过久姿势不正所致，并有长期弯腰劳损史。

（2）症状：急性损伤常见腰背部剧烈疼痛，其性质可为针刺样、刀割样或酸痛等，不能弯腰，转侧不便，坐卧困难，活动受限，劳累后症状加重。

（3）体征：①局部压痛。压痛点在棘突顶端上下缘及两侧，常固定在1～2个棘突上，痛点多浅在皮下。②双拇指触诊时，可发现棘上韧带有1cm左右（多为1cm以下）范围浮起，拇指左右拨动有紧缩感，或局部有明显肿胀、压痛。③在局部压痛点注入少量1%利多卡因可暂时缓解疼痛，从而证实为棘上、棘间韧带损伤。

（4）放射学检查：很难清晰地显示韧带损伤的部位及程度。

（5）鉴别诊断：①急性腰扭伤。有明确的腰部扭伤史，多见于青壮年。腰部疼痛，活动受限，不能翻身、坐立和行走，腰痛症状严重但一般不伴有下肢的神经症状，病程短而易于恢复。X线检查可见脊柱生理弧度改变。②急性腰椎后关节滑膜嵌顿。常因不同程度外伤或腰部突然伸直、扭转而突发剧烈疼痛，多见于下腰部。腰部肌肉痉挛、僵硬，做被动旋转活动受限，尤其不能后伸，背伸时腰痛加重。关节突关节明显压痛，常伴有放射痛，受累关节囊封闭可使疼痛缓解。

三、治疗

治疗可分为非手术疗法和手术疗法。绝大多数患者可经非手术疗法治愈，对于非手术疗法无效、疼痛影响生活工作者，可行损伤韧带修补、切除术，或者进行椎板植骨融合术。

（一）非手术疗法

①理疗、电疗、西药离子导入、超短波、短波、石蜡等疗法。电疗、局部热敷、频谱治疗皆可改善局部血液循环，减轻或消除症状，常用于棘上韧带慢性劳损患者。

②急性棘上韧带损伤患者，须卧硬板床休息2～3周，若韧带断裂，手法治疗后应予以腰围或石膏背心固定，待痊愈后再进行腰脊肌锻炼。

③局部疼痛严重者，可短期使用非甾体抗炎药，如双氯芬酸钠缓释胶囊、布洛芬等，亦可外用扶他林乳胶剂。

④封闭疗法。颈部取坐位，胸背和腰部取俯卧位，确定压痛点后以龙胆紫标记。常规消毒，戴无菌手套，铺无菌巾，以7号长注射针在棘突或棘间痛点处垂直进针，先打起一小皮丘，再向痛点周围软组织封闭，注入曲安奈德25mg、2%利多卡因50mg。

（二）手术疗法

（1）手术适应证：经过严格、科学的非手术治疗无效，长期疼痛影响工作生活，或症状严重，同时全身情况尚好，主要脏器无严重病变，无凝血机制异常，可以承受手术者。

（2）手术禁忌证：全身情况不佳、重要脏器患有严重疾患不能承受者，以及高龄且失去生活自理能力、病程过长者。

（3）常用术式：脊椎融合术。

四、棘上、棘间韧带损伤的中医诊治

本病属于中医学“腰痛”“腰脊痛”的范畴，多因负重闪挫、肾气虚惫及复感寒湿之邪，导致腰部经脉气血阻滞，气滞血瘀而致。《景岳全书》有云：“盖痹者，闭也，以气血为邪所闭，不得通行而病也。”《太素·经筋》曰：“以筋为阴阳气之所资，中无有空。不得通于阴阳之气上下往来，然邪入腠，袭筋为病，不能移输，遂以病居痛处为输。”人到中年，气血渐亏，阳气渐衰，督脉空虚，阳气不足，卫外不固，风寒湿邪乘虚而入，侵犯足太阳膀胱经，致督脉闭阻，不通则痛。

（一）中医释义

1. 中医诊断

①急性损伤常在弯腰负重时伸腰后突然发病，慢性损伤者有长期弯腰劳损史。

②多发生于中年以上患者，以下腰段损伤多见。

③腰背部疼痛，活动受限，弯腰及劳累后症状加重，腰部局限性压痛，压痛点常固定在1～2个棘突上，或伴有下肢反射性疼痛。

2. 证候诊断

（1）气滞血瘀：腰痛如刺，痛有定处，不能俯仰转侧，动则痛甚，拒按，腰肌僵硬。舌红苔黄，脉弦紧或弦数。

（2）湿热阻络：腰部热痛，弯腰痛甚，身重肢倦，口干，小便短赤。舌质红，苔黄腻，脉濡数。

（3）肝肾不足：腰部隐痛，酸软乏力，遇劳加重，腰肌萎软，精神不振。舌质淡，脉细弱。

（二）中医治疗

1. 中药内治法（辨证论治）

（1）气滞血瘀证：治法理气止痛，活血化瘀通络。

推荐方药：身痛逐瘀汤加减。川芎、桃仁、红花、甘草、当归、乳香、没药、五灵脂、香附、牛膝、地龙、杜仲等。

中成药：丹参片、活血止痛胶囊、七厘散等。

（2）湿热阻络证：治法清热利湿，舒筋止痛。

推荐方药：四妙丸加减。黄柏、薏苡仁、苍术、牛膝、木瓜、络石藤、杜仲、木通、当归等。

中成药：四妙丸、龙胆泻肝丸等。

（3）肝肾不足证：治法补肝肾，益气血，止痹痛。

推荐方药：独活寄生汤加减。熟地黄、牛膝、杜仲、桑寄生、当归、首乌、川芎、人参、茯苓、甘草、独活、细辛、肉桂等。

中成药：养血荣筋丸、独活寄生片等。

2. 中药外治法

（1）中药外敷法：将透骨草、伸筋草、红花、当归、川芎、杜仲、乳香、没药、血竭等药物各等份，研成细末，过筛备用。用时取适量粉末用醋加少量酒调成糊状，外敷患处，用红光照射仪加热30～40min。

（2）穴位贴敷治疗：将芥子、芦荟、白芷、细辛、川乌、草乌、皂角、桃仁、红花、杏仁、决明子、白胡椒、栀子等药物研成细末，过筛备用。取适量粉末用姜汁调成膏状，均匀填充于3cm×3cm贴布的空心圆（1cm×1cm）处。局部皮肤常规消毒，将做好的药贴贴敷于患处，常为L_1—L_4棘突、双侧肾俞、大肠俞，时间为4～6h，每天贴敷1次。

3. 非药物疗法

（1）针刺治疗：患者取俯卧位，查找棘突间痛点，局部常规消毒，用5寸长针在痛点上方进针，沿脊柱方向与皮肤表面成15°角向长强方向透刺，并缓慢提插数次（不做捻转），不求针感，待感觉针下有明显松动感后再取针。重新消毒，改用2寸针沿痛点垂直并稍向上、向腹部方向刺入1~1.5寸，以患者感酸胀为度。20min后起针，再在局部施以轻柔的四指推法约5min。每天1次，3次为1个疗程。

（2）火针治疗：患者取俯卧位，充分暴露腰背部，术者通过按压寻找压痛点并标记。常规消毒后，术者一手持止血钳夹持点燃的乙醇棉球，另一手持针，将毫针在棉球上烧至通红，迅速准确地将针刺入压痛点3~5mm（根据肌肉丰厚程度确定刺入深度），迅速出针，出针后用棉球压针孔片刻。每个压痛点每次均用火针呈“工”字形散刺5针，2~3天治疗1次，共治疗10次。

（3）浮针治疗：首先确定天应穴，即棘上韧带压痛点，多在棘突顶端的上角、下角处，压痛明显，可触及该处棘上韧带钝厚、稍隆起，有紧滑感。患者取俯卧位，根据病情、进针点局部皮肤情况等选择针刺点。常规消毒后进针，针尖与皮肤成15°~25°角，调整针体使之在皮下，向前推行，针尖指向压痛点，直至软套管没入皮下；手持针座，针尖上翘做扫散运动，待疼痛减轻或消失后，抽出针芯，嘱患者跪在治疗床上进行挺胸、弓背或直腰、弯腰连续动作；数分钟后，插入针芯再进行扫散；最后选择1个进针点，将软套管置留皮下5~8h后出针。隔天治疗1次，每周治疗3次，6次为1个疗程。

（4）排针治疗：先查清损伤的棘上韧带长度，从上到下每1cm直刺3~6针。开始几次要求排针密一点，随着病情好转，针数可以适当减少，深度直达棘突，留针20min，中间行针2次。

（5）温针灸治疗：取阿是穴、腰部夹脊穴、肾俞、委中、阳陵泉、后溪等穴位，常规消毒，医师采用无菌毫针刺入，平补平泄法，得气后在针柄上插一段长约2cm的艾条，点燃温灸，约20min燃尽，除去灰烬后重新更换艾条再温灸一次，燃尽后除去灰烬，拔针。治疗结束后嘱患者卧硬板床休息，注意保暖，每天1次，10次为1个疗程，休息2天后，继续下一个疗程的治疗。

（6）推拿治疗：包括急性棘上韧带损伤和慢性棘上韧带损伤。

①急性棘上韧带损伤。a. 按揉腰背。患者取坐位，医师坐于患者后位。用双手大拇指指腹按揉患者棘突两侧竖脊肌，自上而下、由下至上10～15遍。力度由轻到重、由重到轻松解肌肉痉挛。b. 轻揉点按。医师用一拇指指腹轻揉患者棘上韧带自上而下、由下至上5～6遍，然后用拇指点按阿是穴、委中穴、承山穴等解痉镇痛。c. 手法复位。患者端坐方凳上，向前稍弯腰，医师坐在患者身后，用双手拇指指腹触摸患部棘突。一手拇指指腹按到剥离的棘上韧带上方，用力向上推按、牵引，同时另一手拇指指腹沿脊柱韧带纵轴方向由上而下顺滑按压棘上韧带剥离段，使之恢复原位。整个操作过程中，手法应轻柔、稳妥，以不增加其损伤为原则。

②慢性棘上韧带损伤。a. 㨰腰背部。患者俯卧位，腹部垫枕，使腰部平坦或稍后突，医师站于患者右侧，用㨰法在腰背竖脊肌操作5min，然后重点在患部周围操作2～3min。注意：手法操作的关键在一个"松"字，肩关节放松，腕关节手背保持弧形，避免和患者身体之间产生相对拖动、跳动或空转。b. 按揉患部。患者俯卧位，腹部垫枕，使腰部平坦或稍后突，医师站于患者右侧，以一手大拇指指腹着力于患部棘突、棘突间隙和患部周围，按揉10～15min，手法要深沉缓和，力量透达深层，以患者有强烈的酸胀感为宜。若患者腰背部有结节状或条索状反应物，应重点在此处按揉，使其消散。c. 弹拨韧带。按上姿势，医师以一手大拇指指腹着力于患部棘突和间隙，与棘上韧带成垂直方向连续性弹拨2～3min，手法要深沉缓和，力量透达深层。d. 抹擦腰背。按上姿势，医师用一手拇指罗纹面紧贴棘上韧带患部，做上下往返移动抹法2～3min，要求轻而不浮、重而不滞、均匀移动，医师以手掌尺侧，用擦法直擦患部及其上下端和两侧骶棘肌，以透热为度。

（7）刺络拔罐治疗：患者取俯卧位，在患处找出最明显的压痛点，常规消毒后，用已高温、高压灭菌的三棱针浅刺痛点6～8针，再用闪火拔罐，留罐 5～10min，出血量控制在 5～10mL。操作完毕后局部皮肤常规消毒。可每周施治 1 次。

五、航空医学训练

航空心理训练不受影响。疼痛发作时可暂停抗荷生理训练、高空生理训练、空间定向训练、夜间视觉训练、弹射离机训练、野外生存训练等航空生理训练。

伴椎间盘突出症的飞行人员康复过程中，如果出现疼痛明显加重、大小便障碍、肌力下降、无法行走等严重情况，立即请专科医师评估是否须急诊手术治疗。

六、预防

①尽量避免长期埋头、弯腰，纠正不良生活、工作习惯，注意劳逸结合，避免疲劳性损伤。

②不要勉强搬运过重的物体以免损伤腰部，避免腰背部跌仆闪挫或猛力扭转。

③急性损伤者宜卧床休息，减少弯腰运动，保证组织正常修复。

④平时适量进行运动锻炼，重在腰部肌肉、韧带的锻炼。

第十节　腰肌劳损

一、概述

（一）定义及飞行人员发病情况

腰肌劳损，由于急性腰部损伤后治疗不及时或治疗不当、长期弯腰劳动、腰椎先天或后天畸形、腰椎骨关节韧带退行性变，引起腰部肌肉、肌腱、起止点的慢性、劳损性炎症。主要症状是腰部酸胀、沉重、无力、麻木、发凉、轻度活动受限，或者久坐后改变体位时明显疼痛，病程一般大于4周。除累及腰骶筋膜、胸腰筋膜、背阔肌、斜方肌下缘、竖脊肌或骶棘肌（由内向外为胸棘肌、胸最长肌、腰髂肋肌）、腹内斜肌、腹外斜肌、腹横肌、腰大肌、髂肌、臀大肌、臀中肌、臀小肌、梨状肌等躯体运动肌，还与横突间肌、棘突间肌、旋椎肌、多裂肌、后锯肌、腰方肌、上下孖肌、闭孔内外肌等姿势维持肌有关。常见于35~40岁以上飞行人员，累计发病率60%，年发病率15%，现患病率10%左右。

（二）病因及病理改变

1. 飞行相关病因

歼击机飞行员腰部肌肉在高载荷环境下反复受到牵拉、扭转产生累积性损伤，部分机型须弯腰握杆操控飞机，肌肉反复屈伸损伤，前后舱飞行员未能协同动作时腰部意外损伤，连续空中加油后长时间飞行造成腰部劳损；直升机飞行员偏侧操作腰部扭转劳损，直升机震动造成腰部损害；运输轰炸机飞行员常规长时间坐位操控飞机造成腰部劳损。各种机型飞行员在复杂气象、仪表飞行、夜间飞行时精神高度紧张，造成腰部肌肉长时间紧张。既往飞行员选拔，未常规进行腰椎X线检查，部分腰骶移行椎、骶椎隐裂等人员入选。

2. 一般病因

腰部急性损伤未痊愈，转变为腰肌劳损；长期不良坐姿，长期弯腰劳作，反复弯腰直腰，手持重物劳作等造成慢性劳损；剧烈运动或不协调动作造成腰部反复损伤；长期处于潮湿、阴冷环境下工作，腰部肌肉处于紧张状态。随年龄增长出现的肌肉、韧带、肌腱退变。

3. 病理改变

主要病理改变为受累肌肉、肌腱和韧带的慢性炎症，出现肌肉体积变小、肌肉细胞间纤维组织增多、ⅡB型肌纤维比例增高。肌肉、肌腱和筋膜出现反复微小损伤，甚至出现出血、机化、钙化、粘连等。反复损伤，肌肉、肌腱和筋膜中的伤害性感受器阈值下降。经常有牵拉造成的继发性腰椎序列差，腰椎关节因失衡导致的位移。

二、诊断

根据病史、症状和体格检查结果，诊断腰肌劳损，参考辅助检查并排除其他疾病。

（1）病史：有腰部急性损伤史，有潮湿、阴冷环境下工作史，有长期腰部劳累史。

（2）症状：腰背部、腰骶部、臀部酸胀，沉痛，紧张，乏力，有些对受凉敏感；有时有下肢牵扯痛。无下肢肌力下降，肌肉萎缩；腰肌劳损疼痛发作时可有活动受限；症状反复发作，时轻时重，热敷、按摩、休息、适当活动或时常改变体位姿势可使症状减轻。劳累、阴雨天气、受风、潮湿阴冷则导致症状加重。

（3）体格检查：前屈受限较为明显，可有腰部曲度异常，如腰曲上移、腰曲变直，急性发作疼痛明显时也可见旋盆翘臀。肌肉、肌腱、韧带压痛，以梨状肌、臀中肌、臀上皮神经、骶髂关节、病变棘突、棘上韧带、L_3 横突、第11—12肋尖处多见。股神经根牵拉实验、直腿抬高实验、4字实验阴性，腰部活动基本正常，腱反射正常，病理征阴性，下肢皮肤触觉、痛觉、温觉正常；多可触及腰椎棘突、关节突序列异常。

（4）辅助检查：腰椎X线平片见腰椎曲度变直、变深、反向、侧弯；椎体、椎间关节增生，前纵、后纵韧带钙化，屈伸功能位可有腰椎不稳，标准为椎体前后滑动大于3mm，L_5—S_1 旋转大于20°，其他节段大于15°。CT或MRI检查可见轻度椎间盘膨出或轻度突出，但突出程度一般4mm及以下，无神经根受压，L_3—L_4、L_4—L_5、L_5—S_1 椎管矢状径超过13mm。肌骨超声可见肌肉损伤表现。

年龄在40岁及以上时，肌电检查可见上肢非特异性神经根损伤或传导速度异常。

三、治疗

1. 一般疗法

首先告知患者腰肌劳损精确诊断，所累及肌肉、韧带、关节等，共同制定个体化的康复治疗方案，告知注意事项及预后。自觉纠正不良坐姿、避免久坐、戒烟限酒、充分休息、科学运动。环境温度、湿度合适，避免腰部着凉、受风，床铺软硬度要合适。不建议过多卧床休息，避免长时间使用腰围。

2. 自然疗养因子疗法

腰肌劳损恢复过程中，条件允许时选择气候疗法、矿泉浴、日光浴等，利用日光、空气负离子、矿泉水等综合作用，达到调节机体代谢、改善微循环、消除疲劳、增强体质的作用。景观疗法，在海滨、湖滨、山林散步或登山观赏大自然奇丽、壮观的景色，愉悦精神，调节神经系统。

3. 物理疗法

目的是改善肌肉循环、恢复肌肉长度、增强肌肉力量和肌腱强度。主要有以下几种方法。

（1）热敷：一般每次20min，每天2次，15天为1个疗程，注意避免烫伤。

（2）磁振热：腰肌劳损患者，设定温度50℃，每天2次，每次15min，15天为1个疗程。禁忌证如下，出血倾向，严重的心、肺及肝脏疾病，高热、恶性肿瘤晚期及恶病质患者，各种外伤急性期，围手术期，各种感染和非特异性感染病灶，心脏起搏器植入者。

（3）低频调制中频电疗法（立体动态干扰电）：电极置于腰部两侧，选择1～3种差频，每种差频5～10min，每次20min，每天1

次，15 次为 1 个疗程。禁忌证如下，急性感染性疾病、肿瘤、出血性疾病，严重心力衰竭、肝肾功能不全，局部有金属异物、心区、孕妇腰腹部，心脏起搏器植入者。

（4）脉冲磁疗法：脉冲频率每分钟 70 次，中剂量磁场强度 0. 2T，每天 2 次，每次 20min，15 天为 1 个疗程。禁忌证如下，高热、出血倾向、孕妇、心力衰竭、极度虚弱、皮肤溃疡、恶性肿瘤晚期、心脏起搏器植入者。

（5）超短波疗法：中号电极并置或对置于腰部劳损处，温热量，每次 20min，每天 2 次，15 天为 1 个疗程。禁忌证如下，有出血倾向、低血压、心力衰竭、活动性结核、恶性肿瘤、装起搏器及心瓣膜置换者。

（6）半导体激光疗法：通过触诊，选择 3 ~ 5 个压痛点，功率 20W，照射时间 5min，使照射部位产生温热感或轻微针刺感，每天 1 次，5 天为 1 个疗程。注意事项，皮肤没有破损时可直接接触，皮肤有破损时距离皮肤 2 ~ 3cm。避免激光探头直射眼睛。

（7）红外线辐射疗法：灯距 30cm，温热量，20min，每天 1 次，10 天为 1 个疗程。禁忌证如下，出血倾向、高热、活动性肺结核、重度动脉硬化、闭塞性脉管炎等。

4. 体育疗法

腰肌劳损，注意避免长期卧床，保持积极活动。主要目的增强肌肉特别是核心肌群力量锻炼，拉长紧张短缩的肌肉、肌腱和韧带，增强全身肌肉运动的协调性。

①腰背肌稳定性训练。针对竖脊肌、多裂肌、腹肌、髂腰肌、臀肌等。

②加强腰骶力量锻炼。要先恢复肌肉、肌腱、韧带长度，再行等长、等张力量训练，锻炼后注意拉伸等放松措施。力量锻炼除徒手，也可采用弹力带、专业器械，以动态运动力量锻炼为主，静态力量锻炼为辅。

③腰部屈伸、侧弯、旋转活动范围练习。

④腰部运动与全身运动的协调一致性锻炼。锻炼形式可徒手、弹力带、专业器械，以动态等张锻炼为主，静态等长锻炼为辅。

⑤腰肌劳损，还需对盆带肌群、臀部肌肉、大腿内收肌群、大腿屈曲肌群进行拉伸，拉伸要注意姿势稳定，可徒手进行，也可在弹力带辅助下进行。

5. 心理疗法

（1）心理疏导：少部分腰肌劳损飞行员因症状反复发作、迁延不愈，出现焦虑甚至轻度抑郁，也有担心飞行时疼痛发作影响飞行信心。须帮助患者分析腰肌劳损的诱因、发病机制及预后等。进行心理疏导，克服心理障碍，鼓励通过科学体能训练增强腰部肌肉力量、活动范围、灵活性和稳定性，保持良好的身体状况和心理状态。

（2）生物反馈疗法：腰肌劳损属于慢性疼痛，容易产生心理压力甚至焦虑、抑郁，加重腰肌劳损。生物反馈治疗借助身心相互影响理论，帮助患者通过心理调控，改善生理功能。主要方式为渐进性肌肉放松训练、腹式呼吸训练。首次训练在专业医务人员督导下，口述指导语进行训练，目的是掌握训练要点。其后训练可在录音引导下进行，每天 2 次，每次 5～10min。经 3 周左右训练，熟练后可脱离录音进行训练。

6. 药物治疗

（1）外用药物：腰肌劳损患者局部酸胀、疼痛，可外用发热类贴敷、中药活血化瘀药膏，用药时间一般 10 天左右。

（2）口服药物：腰肌劳损症状发作，VAS 大于 4 分，影响睡眠，腰部明显倾斜、侧弯，可口服非甾体抗炎药，如布洛芬、双氯芬酸钠、洛索洛芬钠等，如有胃肠道病史须用依托考昔。非甾体类药物无效时，可改用阿片类止痛药。用药时间一般 3～5 天。肌肉明显紧张时可酌情使用乙哌立松片等肌肉松弛药，因有嗜睡、恶心、头晕等不良作用，飞行人员肌肉松弛药使用应非常慎重。

（3）类固醇注射疗法：病情迁延不愈，或者突然发作疼痛剧烈其他疗法无效时可采用该疗法。可在 X 线或肌骨超声辅助定位下，由有经验、有资质的医师对痛点行单次类固醇注射疗法。配药一般为 5mg 地塞米松磷酸钠注射液或 1mL 复方倍他米松注射液、15mL 生理盐水、2% 利多卡因 2 ~ 4mL。注射疗法一定要注意安全，曾有报道称注射疗法致患者全脊髓麻醉死亡。操作时针尖抵住椎间关节、横突等骨性结构，回抽无脑脊液和血液时方可进行。

四、腰肌劳损的中医诊治

（一）中医释义

中医学中并无“腰肌劳损”一词，根据其症状，可归属于中医学“痹证”“腰痛”等范畴，又可称为“腰痹”“腿股风”等。《诸病源候论·腰背诸候》中记载：“肾气不足，受风邪之所为也。劳伤则肾虚……风冷与正气交争，故腰痛。”“凡腰痛有五：一曰少阴；二曰风痹；三曰肾虚，役用伤肾，是以痛；四曰䐋腰，坠堕伤腰，是以痛；五曰寝卧湿地，是以痛。”《济生方》曰：“夫腰痛者属乎肾也，多因劳役伤肾，肾藏气虚，风寒冷湿，得以袭之，恚郁忧思，得以伤之，皆致腰痛。”《医学衷中参西录》云：“从来治腿痛臂痛者，多责之为风寒湿痹，或血瘀气滞、痰涎凝滞。余临证以来，知元气素盛之人，得彼病者极少。”综上所述，本病病因病机：内因为肝肾不足，气血亏虚，筋骨不健；外因多为跌扑损伤、感受风寒湿邪或慢性劳损，经络痹阻不通，或气血瘀滞不行，不通则痛，或筋骨失养，不荣而痛。而腰痛与肾虚关系最为密切。

1. 中医诊断

①有长期腰痛史，反复发作。

②一侧或两侧腰骶部酸痛不适。时轻时重，缠绵不愈。劳累后加重，休息后减轻。

③一侧或两侧骶棘肌轻度压痛，腰腿活动一般无明显障碍。

2. 证候诊断

（1）寒湿型：腰部冷痛重着，转侧不利，静卧不减，阴雨天加重。舌苔白腻，脉沉。

（2）湿热型：痛而有热感，炎热或阴雨天气疼痛加重，活动后减轻，尿赤。舌苔黄腻，脉濡数。

（3）肾虚型：腰部酸痛乏力，喜按喜揉，足膝无力，遇劳更甚，卧则减轻，常反复发作。偏阳虚者面色㿠白，手足不温，少气懒言，腰腿发凉，舌质淡，脉沉细。偏阴虚者心烦失眠，咽干口渴，面色潮红，倦怠乏力，舌红少苔，脉弦细数。

（4）瘀血型：腰痛如刺，痛有定处，轻则俯仰不便，重则因痛剧不能转侧，拒按。舌质紫暗，脉弦。

（二）中医治疗

1. 中药内治法（辨证论治）

（1）寒湿型：治法散寒除湿，温经通络。

推荐方药：渗湿汤加减。干姜、甘草、丁香、苍术、白术、橘红、茯苓、肉桂、防风等。

中成药：小活络丹、腰痛宁胶囊、万通筋骨片、追风透骨丸等。

（2）湿热型：治法清热利湿，舒筋活络。

推荐方药：加味二妙散加减。黄柏、苍术、防己、萆薢、当归、牛膝、薏苡仁、木瓜、络石藤等。

中成药：四妙丸、二妙丸、龙胆泻肝丸等。

（3）肾虚型：偏阳虚者，治法宜温补肾阳；偏阴虚者，治法宜滋补肾阴。

推荐方药：偏阳虚者，以右归丸加减温养命门之火。熟地黄、山药、山茱萸、枸杞子、杜仲、菟丝子、当归等。偏阴虚者，以左归丸加减滋补肾阴。熟地黄、枸杞子、山茱萸、龟板、菟丝子、鹿角胶、牛膝等。如腰痛日久不愈、无明显的阴阳偏虚者，可服用青娥丸补肾以治腰痛。

中成药：壮腰健肾丸、金匮肾气丸、养血荣筋丸、仙灵骨葆胶囊、舒筋健腰丸等。

（4）瘀血型：治法活血化瘀，理气止痛。

推荐方药：身痛逐瘀汤加减。川芎、桃仁、红花、没药、五灵脂、地龙、香附、牛膝等。

中成药：腰痹通胶囊、盘龙七片等。

2. 中药外治法

（1）中药熏蒸疗法：中药熏蒸有利于药物透过皮肤表层进入经络及脏腑，促进腰部血液循环，并扩张腰部皮肤微小血管。推荐药物及用法：没药、附子、红花、乳香、海桐皮、独活、防风、牛膝、木瓜、威灵仙、桂枝、鸡血藤等；将上述药物放于无纺布袋中，置于熏蒸床的药罐内，使用清水浸泡 40min 后启动机器，温度控制在 45 ~52℃。患者仰卧于熏蒸床上，蒸汽口对准腰部疼痛部位进行熏蒸。根据患者耐受程度进行温度调节，每次 30min，每天 1 次。

（2）中药热敷疗法：中药热敷具有通络止痛、温阳散寒、疏通气血的功效。推荐药物及用法：红花、川牛膝、骨碎补、肉桂、细辛、五加皮、海风藤等；将上述药物置于锅中煎煮 30min，然后晾凉至适宜的温度。将干毛巾浸泡于上述药液中，待毛巾浸透后敷于患处。使用红外线治疗仪对患处进行照射治疗，每次 20min，每天 1 次，连续治疗 10 天。

3. 非药物疗法

（1）针刺治疗：取穴以腰部夹脊穴、肾俞、志室、次髎、委中、阿是穴等为主。协助患者取俯卧位，对上述穴位皮肤进行常规消毒，采用平补平泄法进行针刺，每天 1 次，连续治疗 1 ~ 2 周。

（2）艾灸治疗：取双侧肾俞穴、腰阳关行艾灸治疗。点燃艾条一端，在上述穴位上进行施灸，须保持艾条点燃端与皮肤的距离大于2cm，避免艾灰掉落烫伤皮肤，每个穴位灸5min。10天为1个疗程，共治疗3个疗程。

（3）温针灸治疗：温针灸是针刺与艾灸相结合的一种疗法，在刺入患者穴位得气后留针再实施艾灸，可温通经脉、行气活血。操作方法：患者取俯卧位，分别取肾俞、大肠俞、膈俞、次髎、委中等穴位，常规消毒局部皮肤。选择适宜的针灸针，快速进针，行捻转手法，得气后停止行针，在针柄上插入长约2cm的艾柱并点燃。每穴灸1壮，燃尽后将艾柱余烬取下，共留针30min。治疗5天为1个疗程，1个疗程结束后休息2天再进行下1个疗程治疗，共治疗4个疗程。

（4）推拿治疗：患者取俯卧位，从上而下用㨰法、揉法放松下背部、腰部和臀部肌肉5～10min；推腰部膀胱经10次，力度由轻到重，柔和而渗透；弹拨膀胱经5～7次，点按三焦俞、肾俞、秩边、环跳、阿是穴等穴位以及臀上皮神经点各30s，自上而下沿腰背部两侧膀胱经行擦法2min，腰骶部横擦2min，以透热为度，时间5～10min；沿膀胱经拍叩5～7遍，用虚掌击腰骶部3～5次，然后患者改为侧卧位，施腰部斜扳法，左右各1次。每周治疗5次，2周为1个疗程。

（5）针刀治疗：取L_4、L_5横突点1～2点，髂嵴内侧缘压痛点，L_3横突点1～2点。刀口与人体纵轴平行，按四步进针法刺入皮肤，当刀锋达横突骨面后，调整刀锋至横突外端，然后纵行疏通，横行剥离。

（6）拔罐疗法：可起到行气活血、疏通经络、消除肿胀等作用。患者取俯卧位，用热毛巾清洁腰部皮肤，将玻璃罐迅速拔在肾俞、腰眼、关元等穴位上，留罐10min，每2～3天进行1次。也可沿着腰部肌肉走行方向进行走罐治疗。

五、航空医学训练

腰肌劳损，航空心理训练不受影响。疼痛发作时可暂停抗荷生理训练、高空生理训练、空间定向训练、夜间视觉训练、弹射离机训练、野外生存训练等航空生理训练。

腰肌劳损诊治过程中，如果出现大小便障碍、肌力下降、无法行走等严重情况，须立即送上级医疗机构诊治。

六、预防

①向飞行人员普及腰肌劳损的临床表现等知识，有反复腰部酸痛、乏力感，且范围大、定位不明确时，应及时就诊。

②青年飞行人员怕热喜凉，提醒他们运动后避免冲凉水澡、夏天空调温度不宜过低。中年体重超标的飞行人员，要科学饮食、合理运动，控制体重。所有飞行员都应学习正确的站立、行走、跑步、搬抬重物姿势，避免扭伤腰部。尽量选择优化的人机功效学床铺、桌椅。

③运动锻炼要重视腰臀部，目的是循序渐进增加腰部力量，同时注意腰部运动与整体运动协调性。足球等剧烈对抗性运动时，注意安全，防止腰部损伤。腰枕可用于长时间驾车、坐车、坐位学习过程中，防止腰部过度前屈和缺乏支撑。

④战斗机飞行员，腰部力量对于抗荷效能有重要意义。飞行前充分热身要注重腰部屈伸、旋转，在需要抗荷动作时，可及时有效发力。大载荷、长航时飞行后，针对性点按竖脊肌、L_3横突，拉伸臀部肌肉，活动胸腰段脊柱，尽快恢复腰部血液循环。

⑤急性腰痛诊治要科学，尽量全面彻底，避免反复发作转变为腰肌劳损。既往有腰部损伤、腰椎不稳、腰椎间盘突出、腰椎椎管狭窄病史的飞行人员，根据突出物节段、大小，受累神经根定位，肌筋膜力量协调性，椎间关节损伤情况，制定个体化运动训练康复计划，避免腰肌劳损复发。

第十一节　腰部急性损伤

一、概述

（一）定义及飞行人员发病情况

腰部急性损伤是指各种原因如损伤、不协调运动、着凉、疲劳、飞行过度负荷等引起的，腰椎肌肉、韧带扭挫伤、撕裂，小关节错位、滑膜嵌顿，腰椎横突、棘突韧带损伤，甚至椎体间韧带、椎间盘损伤。出现明显腰背部疼痛，腰部歪斜、侧弯，活动受限。28～40 岁飞行人员高发，发生率 5% 左右。多发生于下腰部。

（二）病因及病理改变

1. 飞行相关病因

歼击机飞行员高载荷飞行时腰部受到过载负荷，弯腰屈颈握杆操控时腰部扭伤、拉伤，前后舱飞行员未能协同动作时腰部损伤，连续空中加油后长时间飞行造成的腰部劳损；直升机飞行员偏侧操作腰部扭伤，直升机震动造成的腰部损害；运输轰炸机、无人机飞行员常规长时间坐位操控飞机，造成腰部劳损。

2. 一般病因

搬抬重物时扭伤腰部，剧烈运动或不协调动作造成腰部扭挫伤，着凉、着风引起腰肌痉挛，长时间坐位不活动等。焦虑、抑郁、精神紧张也是急性腰扭伤的发病原因。腰肌劳损急性发作等。

3. 腰部急性损伤的病理改变

腰部肌肉、筋膜、肌腱、韧带、关节囊、椎间关节主动或被动牵拉、扭转。主要病理改变为伤害性感受器受刺激产生疼痛，肌肉紧张或痉挛，筋膜、韧带、关节囊水肿，甚至毛细血管渗出出血，椎间关节位置错动，椎间关节滑膜嵌顿，棘上、棘间韧带损伤，横突附着肌腱、韧带损伤，脊神经炎症、水肿、卡压。病理变化在初始 24～72h 内最为明显，其后逐渐缓解，大多在 10 天左右消失。多以功能性损伤为主，少部分局部结构损伤，表现为微小出血、肌肉及韧带撕裂甚至腰椎间盘损伤，严重者转为亚急性、慢性过程。

二、诊断

根据病史、症状和体格检查结果诊断急性腰部损伤，辅助检查结果作为参考，还可排除其他疾病。

（1）病史：明确急性腰部外伤、着凉、不协调运动、疲劳、超范围运动史。

（2）症状：下腰部多见，腰部、腰骶部、腰臀部剧烈疼痛，腰部歪斜、跛行，活动受限。可有至臀部、大腿的牵涉痛，咳嗽时加重。无大腿、膝关节远端放射痛。

（3）体格检查：腰部侧弯或歪斜，腰骶部触及明确的压痛点和肌痉挛。棘突偏歪、棘突序列排列异常，关节囊压痛，腱反射正常，病理征阴性。

（4）辅助检查：X 线平片可见腰部曲度变直、歪斜、侧弯，椎体、椎间关节、前后纵韧带非特异性骨质增生，严重损伤可见棘突、横突骨裂或骨折。CT 或 MRI 检查可见轻度椎间盘突出，但突出程度一般 4mm 及以下，无神经根受压或椎管狭窄；MR 可见软组织局部水肿改变。

排除泌尿系统结石、急腹症等。

三、治疗

1. 一般疗法

首先告知患者腰部急性损伤精确诊断，所累及肌肉、韧带、关节等，共同制定个体化的康复治疗方案，告知注意事项及预后。对精神紧张者进行安抚，建议清淡、易消化的高蛋白饮食。床垫硬度合适，环境温度、湿度合适，避免风速过大环境。当VAS在7分及以上，腰部活动诱发痛明显时，选择舒适体位卧床休息1~3天。明确疼痛位于肋括下缘至双髂骨之间时，可临时用支具保护腰部，一般不超过5天。

2. 自然疗养因子疗法

腰部急性损伤，可采用日光浴、空气负离子，消除疲劳，增强体质。

3. 物理疗法

目的是缓解腰部肌肉紧张，减轻肌肉、韧带的充血水肿，改善微循环，局部消炎止痛，促进病情恢复。主要有以下几种方法。

（1）冰敷：损伤36h内，局部肌肉明显肿胀、发热、疼痛者，一般每次20min，不超过3次。注意要在冰袋外包裹毛巾，不可直接接触皮肤。

（2）磁振热：腰部急性损伤患者，设定温度35℃，每天2次，每次15min，5天为1个疗程。禁忌证如下，出血倾向，严重的心、肺及肝脏疾病，高热、恶性肿瘤晚期及恶病质患者，各种外伤急性期，围手术期，各种感染和非特异性感染病灶，心脏起搏器植入者。

（3）低频调制中频电疗法（立体动态干扰电）：电极置于损伤部位两侧，每次15min，每天1次，5次为1个疗程。禁忌证如下，急性感染性疾病、肿瘤、出血性疾病，严重心力衰竭、肝肾功能不全，局部有金属异物、心区、孕妇腰腹部，心脏起搏器植入者。

（4）脉冲磁疗法：脉冲频率每分钟50次，磁场强度0.3T，每天1次，每次15min，3次为1个疗程。禁忌证如下，高热、出血倾向、孕妇、心力衰竭、极度虚弱、皮肤溃疡、恶性肿瘤晚期、心脏起搏器植入者。

（5）超短波疗法：一对中号电极分别置于腰部损伤部位两侧，无热量，每次10~15min，每天1次，5天为1个疗程。禁忌证如下，出血倾向、低血压、心力衰竭、活动性结核、恶性肿瘤、装起搏器及心瓣膜置换者。

（6）半导体激光疗法：通过触诊，选择3～5个压痛点，功率200～350MW，照射时间5min，使照射部位产生温热感或轻微针刺感，每天1次，5天为1个疗程。注意事项，皮肤没有破损时可直接接触，皮肤有破损时距离皮肤2～3cm。避免激光探头直射眼睛。

（7）红外线辐射疗法：灯距40cm，20min，每天1次，5天为1个疗程。禁忌证如下，出血倾向、高热、活动性肺结核、重度动脉硬化、闭塞性脉管炎等。

4. 运动疗法

腰部急性损伤，根据症状和功能变化，尽量避免长期卧床，保持积极活动。主要针对充血水肿的肌肉、筋膜和韧带，紧张痉挛的肌肉，微小的关节错位，甚至滑膜嵌顿。促进疼痛消除，活动范围和肌力恢复，防止损伤反复发作，降低腰椎损伤性退变程度，减少并发症和后遗症的发生。疼痛时以腰部活动范围恢复性锻炼为主，疼痛消除后进行拉伸、稳定性练习，痊愈后进行腰背肌力锻炼。

明显疼痛时，可先双手扶双胯，在无痛范围内进行屈伸、旋转、侧屈运动，以痛为限，运动范围从小到大；再到自由屈伸、旋转和侧屈运动；运动范围恢复、疼痛基本消失后，先行拉伸放松，再进行动态等张抗阻运动，然后中小阻力等长抗阻训练，阻力程度以不引起腰部疼痛为宜；也可在运动范围恢复、运动诱发疼痛前，进行动态等张抗阻运动和中小阻力等长抗阻训练。另外，还可自行局部痛点按揉、受累肌肉理顺等。

歼击机飞行员，反复出现急性腰部损伤。痊愈后进行腰部肌肉等长、等张力量锻炼，增强腰椎稳定性；利用生物电反馈治疗，训练下腰部的放松与收缩，电极可放于臀大肌，达到肌肉正常收缩与放松的目的。

5. 心理疗法

（1）心理疏导：少部分急性腰部损伤飞行员，担心飞行时急性发作而影响飞行信心。告知患者腰部急性损伤的诱因、发病机制、康复治疗措施、预后及预防手段等，进行心理疏导，克服心理障碍，鼓励通过体能训练增强腰背部肌肉力量、活动范围、灵活性和稳定性，重返飞行岗位。

（2）生物反馈疗法：对于急性腰痛产生疼痛、恐惧心理现象者，可借助身心相互影响理论，进行渐进性肌肉放松训练和腹式呼吸训练。急性腰痛生物反馈在专业医务人员督导下，口述指导语进行训练，每天3次，每次5～10min。

6. 药物治疗

（1）外用药物：触诊损伤局部明显疼痛者，可外用扶他林、辣椒碱、酮洛芬，或者消肿止痛中药药膏、药水。

（2）口服药物：VAS大于4分，疼痛影响睡眠，腰部明显倾斜、侧弯，可口服非甾体抗炎药，如布洛芬、双氯芬酸钠、洛索洛芬钠等，如有胃肠道病史须用依托考昔。如疼痛明显，可用阿片类止痛药。用药时间一般3～5天。肌肉明显紧张时可酌情使用乙哌立松片等肌肉松弛药，因有嗜睡、恶心、头晕等不良反应，飞行人员肌肉松弛药使用应非常慎重。类固醇注射疗法，剧烈疼痛及活动受限3天后仍未缓解者，可在X线或肌骨超声辅助定位下，由有经验、有资质的医师，对痛点行单次类固醇注射疗法。配药一般为5mg地塞米松磷酸钠注射液或1mL复方倍他米松注射液、15mL生理盐水、2%利多卡因2～4mL。腰椎注射疗法，曾有报道称该疗法致患者全脊髓麻醉死亡。操作时针尖抵住椎间关节、横突等骨性结构，回抽无脑脊液和血液时方可进行。

四、腰部急性损伤的中医诊治

（一）中医释义

腰部急性损伤主要表现为腰部剧烈疼痛、肌肉僵硬、活动受限，呈强迫体位，严重者出现卧床难起，翻身困难。本病以青壮年及体力劳动者多见，多由持重不当、突然用力、闪跌等外力作用引起腰部软组织突然受到过度牵拉，从而导致的急性撕裂伤。根据其临床表现，可归属于中医学“腰痛”“痹症”“伤筋”及俗称的“岔气”“闪腰”等范畴。本病病位在腰部经筋，与督脉、足太阳膀胱经、足少阳胆经等关系密切。基本病机是“气血壅滞，运行不畅，不通则痛”。《金匮翼》中描述急性腰扭伤：“瘀血腰痛者，闪挫及强力举重得之……若一有损伤，则血脉凝涩，经络壅滞，令人卒痛不能转侧……”故治疗应遵循“通则不痛”的原则。

1. 中医诊断

①有腰部扭伤史，多见于青壮年。

②腰部一侧或两侧剧烈疼痛，活动受限，不能翻身、坐立和行走，常保持一定强迫姿势，以减少疼痛。

③腰部和臀部肌肉痉挛，或可触及条索状硬物，损伤部位有明显压痛点，脊柱生理弧度改变。

2. 证候诊断

（1）气滞血瘀：闪挫及强力负重后，腰部剧烈疼痛，腰肌痉挛，腰部不能挺直，俯仰、屈伸、转侧困难。舌暗红或有瘀点，苔薄，脉弦紧。

（2）湿热内蕴：劳动时姿势不当或扭闪后腰部板滞疼痛，有灼热感，可伴腹部胀痛，大便秘结，尿黄赤。舌苔黄腻，脉濡数。

（二）中医治疗

1. 中药内治法（辨证论治）

（1）气滞血瘀证：治法活血化瘀，行气止痛。

推荐方药：身痛逐瘀汤加减。秦艽、川芎、桃仁、红花、羌活、没药、当归、地龙、香附、牛膝、血竭、甘草等。

中成药：七厘胶囊、回生第一散等。

（2）湿热内蕴证：治法清热利湿，化瘀止痛。

推荐方药：加味二妙散加减。黄柏、苍术、栀子、续断、鸡血藤、金银花、川芎、丹参、香附、薏苡仁、甘草等。

中成药：二妙散、四妙丸等。

2. 非药物疗法

（1）针刺治疗：选穴多集中在足太阳膀胱经和督脉上，以腰背部及下肢腧穴为主；特定穴使用广泛，以五腧穴、背俞穴为主。常用穴位有后溪、委中、腰阳关、肾俞、大肠俞、腰痛穴、膈俞等。近年来，全息穴、阿是穴及耳穴治疗等中医特色针灸疗法治疗急性腰扭伤开始涌现。

（2）灸法治疗：取腰部附近的肾俞、大肠俞等穴位，运用艾灸治疗，以患者局部皮肤有温热感为宜，局部皮肤红晕为度。施灸时需要掌握一定的施灸手法，注意掌握热度，避免烫伤。

（3）推拿治疗：患者取俯卧位。医师站于一侧，用㨰法、揉法、推法等在脊柱两侧腰背肌及损伤局部施术，手法宜轻柔，以改善血液循环，缓解肌肉痉挛，时间约5min。用拇指点压、弹拨等手法点按肾俞、阳关、志室、大肠俞、环跳及阿是穴，配合按揉或弹拨法，以有酸、麻、胀的感觉为度，以调和气血，提高痛阈，从而减轻疼痛，时间约5min。急性腰肌筋膜损伤者，在腰椎两侧骶棘肌用㨰法、按揉法重点操作，手法宜深沉；急性腰部韧带损伤者，在棘上、棘间韧带损伤局部用轻柔的按揉法、摩法操作；骶髂、髂腰韧带损伤者，在损伤侧用按揉法、小指掌指关节㨰法操作，手法宜深沉，作用力斜向骶髂关节部，能够活血散瘀、理筋疗伤，时间约5min。用腰部斜扳法或定点旋转扳法，调整关节紊乱，使错位的关节复位，嵌顿的滑膜解脱。以手掌根部着力沿足太阳膀胱经自上而下施直推法，以舒筋通络，时间约1min。急性腰肌筋膜损伤者，直擦腰部两侧膀胱经；棘上、棘间韧带损伤及腰椎后关节滑膜嵌顿者，直擦督脉及其两侧；骶髂、髂腰韧带损伤者，横擦腰骶部。以透热为度，达到温经通络、消肿止痛的目的。

（4）拔罐治疗：患者取俯卧位，取腰背部督脉及两侧膀胱经疼痛明显的部位及双侧委中穴，常规消毒后，梅花针重叩刺，采用闪火拔罐法，留罐5～10min，每天1次，7天为1个疗程。

（5）穴位埋线：主穴取患侧腰夹脊穴、环跳、腰眼、肾俞、委中，配穴取阿是穴。用75%乙醇消毒患者需埋线的皮肤后，选用型号适宜的一次性埋线针，将装好线体的埋线针正对穴位快速刺入皮肤，再缓慢刺入浅筋膜及肌肉组织，取得针感后，缓慢推出针芯，将可吸收线留置在穴位内，避免线头外露，将埋线针拔出，局部按压出针孔，用输液胶粘贴、保护埋线部位。嘱咐患者在治疗期间避免埋线部位沾水及感染。每7天埋线1次，1周为1个疗程，治疗2周。

（6）刮痧治疗：通过刮拭皮肤表面，解除局部经络气血瘀滞状态，松解局部组织的粘连，缓解筋脉、肌肉的痉挛，解除神经、血管的压迫症状，从而使病症快速恢复。刮痧部位常选择腰部督脉及双侧足太阳膀胱经，下肢委中至承山，常用穴位有肾俞、大肠俞、腰阳关、委中、承山等。

五、航空医学训练

腰部急性损伤期间，航空心理训练一般不受影响。暂停抗荷生理训练、高空生理训练、空间定向训练、夜间视觉训练、弹射离机训练、野外生存训练等航空生理训练。

腰部急性损伤患者诊治过程中，如果出现大小便障碍、肌力下降、无法行走等严重情况，须立即送上级医疗机构诊治。

六、预防

预防腰部急性损伤，须针对肌肉疲劳、紧张、无力，运动范围过大等原因做到以下几点。

（1）健康宣教：在所有飞行人员中，进行健康宣教，普及腰椎结构、功能特点知识，急性腰部损伤危险因素、诱因及预防知识。

（2）保持良好姿势与生活习惯：生活、地面工作中，避免不良坐姿，防止腰臀部处于着凉、潮湿环境，风口处。平时坐位工作尽量选择符合人机功效学原则的桌椅，工作超过 2h，须进行腰部活动、拉伸，缓解肌肉紧张，改善血液循环。长时间坐位时，每 1h 可行瓦尔萨瓦动作（Valsalva maneuver）3min15 次。长时间乘坐交通工具，可以佩戴腰枕使腰部获得有力支撑。

（3）正确的飞行动作：飞行中注意力集中，保持正确飞行姿势；双座歼击机飞行员操作时前后舱飞行员及时有效沟通，前后舱飞行员抗荷、抗过载动作正确同步；特技飞行、空战搜寻目标、逃避追踪时，腰背部尽可能处于靠背稳定支撑姿势；加载荷前尽可能将腰背部处于稳定支撑位；如无有效支撑，大载荷环境下中尽量避免弯腰、旋转等动作；大载荷环境下，一旦腰部在屈曲时受到过载负荷，不可强行对抗。直升机飞行员可酌情采用臀垫、腰枕减轻震动造成的损伤。所有机种、岗位飞行员，飞行前可进行简便、有效的热身运动，飞行后进行拉伸、劳损点整理等恢复性锻炼。

（4）体能锻炼：以增强肌力、扩大活动范围、提高运动协调性的动作为主，避免剧烈对抗损伤。特别注意运动前的拉伸、热身，运动后的拉伸、放松。需要特别注意的是，既往有腰椎间盘突出、神经根受压、椎管狭窄病史的飞行人员，要按照个体化原则，根据突出物的大小、方向，受累的神经根，制订运动锻炼计划，避免造成神经根刺激的动作。

腰部自我按摩包括摩法、擦法、推法、搓法。按揉命门穴（L_2 棘突下的凹陷中）、肾俞穴（L_2 棘突下旁开 1.5 寸处）、腰阳关穴（L_4 棘突下的凹陷中），顺时针、逆时针方向按揉，每天 1～2 次，每个穴位 2min。一个姿势超过 1h，尽可能行走并行屈伸、旋转、侧屈、拉伸等活动 5min。

腰椎操：以核心肌群训练为主，可由简单动作开始，如改良上卷腹和下卷腹、桥式运动、手膝位交叉伸展，每天 2 次，次数逐渐增加；动作熟练后可进行复杂动作训练。

第十二节 骶髂关节紊乱

一、概述

（一）定义及飞行人员发病情况

骶髂关节紊乱（sacroiliac joint disorder，SJD）是指骶髂关节及与其相关的软组织突然受到扭、挫、闪等外力作用，或坐姿不良及反复扭转而造成的急性、慢性损伤，骶髂关节紊乱是引起下腰痛的常见原因之一。临床上又称为骶髂关节错缝、骶髂关节半脱位、骶髂关节滑膜嵌顿症、骶髂关节绞锁症等。

尚无飞行人员骶髂关节紊乱发病情况文献的公开发表，有学者对骶髂关节紊乱所引起的下腰痛患者做了相关试验研究，他们对该类患者疼痛的骶髂关节行神经阻滞，研究结果发现有19%～30%受试者的下腰痛是由骶髂关节紊乱引起的。

（二）病因及病理改变

1. 飞行相关病因

飞行人员骶髂关节、下腰部在久坐、震动、腰部微屈或高载荷环境下挫伤、拉伤、扭伤和劳损。

2. 一般病因

骶髂关节复合体包括骶髂关节、关节囊、关节前后方韧带、相邻肌肉和神经。骶髂关节后方的神经主要有S_1—S_3脊神经后外侧支和L_4、L_5背支，前方有腰骶干、闭孔神经及臀上神经。

骶髂关节损伤病因可以是骶髂关节自身病变，如骶髂关节面、韧带、肌肉经摩擦退变；也可以是在瞬间外力或反复损伤并超过了骶髂复合体承受能力而出现。本病多由长期软组织的侧面牵拉慢性积累性损伤造成，或由忽然的旋转力、牵拉力、侧向传导力等急性间接外力造成。长时间伏案工作者在姿势不正确、肌力协调失常，或重体力劳动者在用力不当的情况下，前屈弯腰时脊柱前倾，导致骶髂关节周围韧带损伤，易造成骶髂关节紊乱。久坐能够使梨状肌伸长，梨状肌的这种收缩会造成腰骶部组织结构的紧张。有孕产史、体重增加、骨盆前倾、骨盆周围韧带松弛者，也可引起骶髂关节损伤。

3. 病理改变

脊柱与骨盆在结构和功能上是一个复合体，共同构成人体承重的中轴；腰椎和骶髂关节在生理上相互联系，协调运动以维持骨盆和脊柱的平衡和稳定，在病理上相互影响，任何一方的发生必然成为另一方的致病因素，共同存在于腰腿痛疾病中。腰椎退变，脊柱常呈保护性侧弯，生理弧度改变，从而影响脊柱的整体曲线和承重力学，骨盆随之可产生代偿性倾斜，一侧或两侧骶髂关节可能出现错位；骶髂关节错位，骨盆会发生相应的倾斜或旋转，引起脊柱产生保护性侧弯，生理弧度改变，两侧髂腰韧带张力失衡，带动腰椎旋转、侧倾。

二、诊断

（一）诊断标准

①多有外伤史或孕产史。

②单侧或双侧骶髂关节及臀外上方疼痛，且有压痛，翻身疼痛加重。

③下肢活动受限，不能久坐、久行，歪臀跛行。

④检查可见患侧骶髂关节肿胀，较健侧凸起或凹陷。

⑤患侧髂后下棘的内下角有压痛、叩击痛，有时可触及痛性结节。

⑥双下肢量比检查以观察双下肢足跟量比差，0.5cm 以上有诊断价值，1cm 以上有确诊意义，通常不超过 2cm。

⑦两侧髂前、髂后上棘不对称，髂嵴不平。

⑧骨盆分离、挤压试验阳性，骶髂关节“4”字试验阳性，下肢后伸试验阳性，单足站立试验阳性。

⑨骨盆X线平片检查，患侧骶髂关节间隙略为增宽，关节面排列紊乱，耻骨联合略有上下移动，晚期病人可见关节边缘增生或骨密度增高。两侧髂嵴左右不等高，骶骨左右不等宽，闭孔左右不对称，骶骨不居中。CT诊断可见明显关节间隙不对称。

⑩骶髂关节诊断性封闭，可确诊骶髂关节损伤导致的骶髂关节疼痛。

（二）分型

骶髂关节紊乱根据不同情况分为屈曲型和伸展型。

（1）屈曲型：患侧髂前上棘相对上移、髂后上棘相对下移，且多明显压痛、下肢相对变短、足外旋角度相对变大。骨盆站立位X线片可见患侧髂嵴低于健侧、髂骨面横径变宽、闭孔变小。

（2）伸展型：患侧髂前上棘相对下移、髂后上棘相对前上移，且多明显压痛、下肢相对变长、足外旋角度相对变小。骨盆站立位X线片可见患侧髂嵴高于健侧、髂骨面横径变窄、闭孔变大。

三、治疗原则

治疗本病应以“整体观”为指导，骶髂关节的调整是本病的主要治疗原则，即调整骶骨的位置，使关节组织应力重新分布，恢复脊柱整体力学平衡。伴有腰椎小关节错位的患者，要采用正脊加调盆方法治疗，标本兼治。

四、治疗

（一）一般疗法

告知患者精确诊断，明确受累的肌肉位置，共同制定治疗方案。自觉纠正不良坐姿、避免久坐，充分休息，科学运动，保持健康心态和情绪。环境温度、湿度合适，避免骶髂关节部位着凉、受风，床铺软硬度要合适。

（二）手法治疗

1. 骶髂关节屈曲型错位调整手法

具体手法：嘱患者向健侧侧卧于治疗床上，双臂交叉，双手自然放松放在对侧上臂上；令其腰背部自然伸直、放松，健侧下肢伸直，并稍微前屈；患侧下肢膝关节屈曲约成90°角，使患侧踝关节自然靠在健侧小腿上。医师站于患者的腹侧，一手推扶住患者上侧肩部，同时用另一手的掌根抵按住患者后凸的髂后上棘，稳定患者此时的体位。然后，嘱患者充分放松，缓慢均匀地深呼吸；医师推扶肩部之手与抵按髂后上棘之手前推后扳，均匀稳定地用力，一方面可使患者腰骶部肌肉充分放松，更重要的是用心感受到达弹性限制位时扳机点的位置。当找到扳机点后，观察患者的呼吸，当患者呼气时，医师推扶肩部之手稳定胸腰椎保持不动；用抵按髂后上棘之手，做一大小适当的、朝向股骨纵轴方向的冲推力2~3次；当听到弹响声，伴症状明显减轻或消失时，则说明紊乱的骶髂关节得以整复。

2. 骶髂关节伸展型错位调整手法

具体手法：嘱患者向健侧侧卧于治疗床上，双臂交叉，双手自然放松放在对侧上臂上，令其腰背部自然伸直、放松；健侧下肢自然伸直，并稍微前屈，患侧下肢膝关节自然放松，髋关节呈屈曲位（可配合使用自己的大腿顶推患者的大腿后侧，以加大患侧下肢的屈髋程度）。医师站于患者的腹侧，一手推扶住患者上侧肩部，同时用另一手掌根抵按住患侧坐骨结节，稳定患者此时的体位。然后，嘱患者充分放松，缓慢均匀地深呼吸；医师推扶肩部之手与抵按坐骨结节之手前推后扳，均匀稳定地用力，医师在患者呼气过程中，前推患者肩部，后扳臀部。一方面可使患者腰骶部肌肉充分放松，更重要的是用心感受到达弹性限制位时扳机点的位置。当找到扳机点后，观察患者的呼吸，当患者呼气时，医师推扶肩部之手稳定胸腰椎保持不动；用抵按坐骨结节之手，做一大小适当的、指向下颌与下侧肩关节连线中点的冲推力 2 ~3 次，使骶髂关节得以整复。

3. 后伸压骶手法

具体手法：患者俯卧，双下肢分开，助手站立在患侧，抬高患侧大腿 35° ~45°，下肢呈后伸状态；术者与助手对立，双手掌交叉，小鱼际部紧贴患侧骶棘最高点与骶髂关节之间，向下冲压扳动骶髂关节，力度控制在 40 ~80kg，5 ~8 下，术中常可听到“咔哒”弹响声。手法隔天 1 次，3 次为 1 个疗程。

4. 蛙式扳法

具体手法：第一步自体牵引。患者治疗时以俯卧位进行，在患者患侧髂前部垫一枕头，患侧下肢悬挂治疗床外，并自然下垂，不可以足撑地，利用患者患肢自身重量进行牵引，时间为 15min。第二步极度屈髋。患者在自体牵引姿势下，施术者一只手按压患者骶髂关节位置，另一手拖起患者患侧膝部，进行极度屈膝屈髋运动，按压、屈膝屈髋，一按一屈重复 3 次。第三步“蛙式”外展。患者极度屈髋姿势下，施术者托膝关节的手用力做“蛙式”外展扳动，同时，按压骶髂关节处之手向下用力进行按压，按压和外展扳动一并进行，重复 3 次。第四步后伸扳法。“蛙式”外展姿势后，转为后伸扳法，施术者托膝关节的手用力做后伸扳动，同时，施术者另一只手向下用力按压患者骶髂关节位置，一按一扳，重复 3 次。第二、三、四步操作均重复 3 次，而局部以理筋手法结束治疗。每周治疗 2 次，治疗时间 20min，共计治疗 4 周。患者治疗后行核心肌力锻炼，采用目前流行、简单、易学的平板支撑运动法。

（三）物理疗法

可应用热敷、超短波、频谱等物理治疗，使肌肉放松、改善局部血液循环。有学者采用三维牵引加腰骶弹力固定带外固定治疗骶髂关节半脱位取得明显疗效。

具体方法：牵引床，前部为滑动牵引，后部可转向成角。设置角度以牵引床水平面以上为正，水平面以下为负，以患者在牵引床上卧位时的左侧为左侧，右侧为右侧。治疗时，嘱患者俯卧于牵引床上，分别固定骨盆及胸廓，在牵引床的电脑三维慢牵治疗系统中使用默认治疗模式4或5，输入参数，牵引力初次为200～300N，时间为20～30min，以后可逐渐加大牵引力。骶髂关节前脱位，后倾角设定为下倾－10°～－5°。旋转角的设定方法是骶髂关节前脱位在右侧则右旋－25°～－20°，对侧为－5°～0°；在左侧则左旋－25°～－20°，对侧为－5°～0°。骶髂关节后脱位，后倾角设定为上倾5°～15°，个别患者后倾角可达到25°，在右侧则右旋20°～25°，对侧为0°～5°；在左侧则左旋20°～25°，对侧为0°～5°。同时伴腰椎小关节紊乱和腰椎间盘突出者，参数设置以骶髂关节半脱位为主。每天1次，每次牵引后治疗组采用医用腰骶弹力固定带外固定，对照组采用通用腰围外固定。7天为1个疗程，第1个疗程结束后隔2天进入第2个疗程。

（四）运动疗法

以锻炼盆底肌和腹横肌为主，方法为呼气时尽力收腹提肛，维持3～5s，20～30次。对于前错位者，采用俯卧位下肢交替后伸锻炼臀大肌、臀中肌和臀小肌，吸气抬起，呼气放下，20～30次；“飞燕式”锻炼竖脊肌，维持5～10s，10～20次；俯卧位膝关节屈曲牵拉橡皮筋锻炼腘绳肌，缓慢重复进行，10～20次。对于后错位者，采用仰卧位双足并拢直腿抬高30°锻炼股直肌、髂腰肌和腹直肌，吸气抬起，呼气放下，20～30次。

（五）心理疗法

心理疏导：少部分骶髂关节紊乱飞行员因症状反复发作、迁延不愈，出现焦虑甚至轻度抑郁，也有担心飞行时疼痛发作影响飞行信心。须帮助患者分析骶髂关节紊乱的原因、诱因、发病机制、危害、预防对策和预后等。进行心理疏导，克服心理障碍，鼓励通过科学体能训练保持良好的身体状况和心理状态。

五、骶髂关节紊乱的中医诊治

（一）中医释义

中医古籍内未曾提及过“骶髂关节紊乱”或与之相近的表述。但是，在《素问·至真要大论》中提到“太阳在泉，寒复内余，则腰尻痛”。这是传统医学文献中首次记载了有关下腰部、骶部的疼痛。至清代《医宗金鉴》中，记载了“骨关节错缝”的相关论述，2013 年“骨错缝”作为中医药名词公布，其定义为：暴力或慢性劳损造成关节部分损伤或微细离位，出现以疼痛和功能障碍且不能自行复位等为主要表现的疾病。有学者认为“骨错缝”与“筋出槽”往往同时发生，既“骨错缝”常伴随不同程度“筋出槽”的发生；而“筋出槽”不一定就兼有“骨错缝”的异常。因此，中医领域把此病归为“骨错缝”及“腰痛”中“下部腰痛”一类的病症。

传统医学认为，腰痛是因为外感、内伤、闪挫等导致腰部气血不畅通、筋脉失去濡养，而造成的腰部正中或双侧出现疼痛的一种病症。还有观点表示腰痛与脏腑经络密切相关。中医内科学把腰痛分为四个证型：寒湿、湿热、瘀血、肾虚，基本现代医家也以此为辨。从腰痛的病机来看，基本是正气虚弱，外邪入侵，或是气滞血瘀。

传统医学认为，骨错缝有外伤与内虚两种病因。内虚与脏腑精气失调有关，主要为肝、脾、肾三脏，肝主筋，脾合肉，肾主骨；肌肉、筋膜、韧带、椎间盘属于筋，而失去筋的包裹束缚，骨与骨则容易发生错缝，筋骨互相关联，但骶髂关节紊乱更像是骨与骨之间的错缝。肾藏先天之精，脾生后天之精，先天为本，后天充盈，精气充足，则不会发生骨错缝；反之，精气不足，筋肉失养，失去包裹的骨与骨容易引起错缝。外伤是由于外力等造成了筋骨失衡，或是筋失衡在先，或是骨错缝失衡在先，最终导致的结果就是筋歪骨错，产生骨关节的紊乱。

（二）中医诊断

1. 疾病诊断

①有急性腰骶部扭伤史或慢性劳损史，多见于从事体力劳动的青壮年。

②一侧或双侧腰骶部疼痛，不能弯腰，患侧下肢站立负重、行走抬腿困难，严重者疼痛向臀部和腹股沟放射。

③骶髂部有明显压痛，两侧髂后上棘不等高，“4”字试验阳性，床边试验阳性，唧筒柄试验阳性，髋膝屈曲试验及下肢后伸试验阳性，严重者可见腰骶部脊柱侧弯。

④骶髂关节双斜位 X 线片可见患侧骶髂关节间隙增宽，或无异常。

2. 证候分类

（1）气滞血瘀：扭伤后，腰骶痛骤作、疼痛剧烈，刺痛或胀痛，痛有定处，日轻夜重，俯仰受限，转侧步履困难。舌红或紫暗，脉弦细。

（2）气虚血凝：腰骶部拘急不舒，疼痛隐隐，活动不利，时轻时重，腰肌板硬。舌质暗红，脉弦细或涩。

（3）气血两亏：腰骶部酸痛，痛连臀腿，遇劳则甚，动作不利，体倦乏力，面色无华。舌质淡，脉细无力。

（4）肝肾亏虚：腰胀隐痛，遇劳更甚，卧则减轻，腰肌酸软无力，喜按、喜揉。偏阳虚者面色无华，手足不温，阳痿或早泄，舌质淡，脉沉细；偏阴虚者面色潮红，手足心热，失眠遗精，舌质红，脉弦细数。

（三）中医治疗

1. 中药内治法（辨证论治）

（1）气滞血瘀证：治法行气活血，通络止痛。

推荐方药：身痛逐瘀汤加减。秦艽、川芎、桃仁、红花、甘草、羌活、没药、当归、五灵脂（炒）、香附、牛膝、地龙等。

（2）气虚血凝证：治法益气温中，活血止痛。

推荐方药：补中益气汤加减。党参、白术、黄芪、柴胡、陈皮、当归、升麻、杜仲、续断、补骨脂、延胡索、甘草、地龙等。

（3）气血两亏证：治法益气养血，舒筋活络。

推荐方药：八珍汤加减。当归、川芎、熟地黄、白芍、党参、茯苓、白术、甘草、桑寄生、续断、杜仲等。

（4）肝肾亏虚：治法补肝益肾，强筋壮骨。

推荐方药：独活寄生汤加减。独活、桑寄生、续断、杜仲、牛膝、细辛、秦艽、茯苓、肉桂、防风、川芎、地黄、人参、甘草、当归、芍药、延胡索等。

2. 中药外治法

（1）中药熏蒸（熏洗）：以中药热熏洗下腰部。推荐方药：舒筋活血祛痛方熏蒸。药物组成：大黄 60g，乳香 30g，没药 30g，川芎 30g，延胡索 30g，郁金 30g，姜黄 30g，五灵脂 30g，赤芍 30g，牡丹皮 30g，丹参 40g，益母草 40g，冰片 30g。在蒸发器内放入药物和适量清水，水开后煎煮 15min。嘱患者仰卧于治疗床上，对疼痛部位进行熏蒸。根据患者的耐受程度调节熏蒸温度，以 40～50℃为宜。每次治疗 30min，每天治疗 1 次，1 周为 1 个疗程，共治疗 4 个疗程。

（2）中药热敷：采用大青盐热敷治疗。将大青盐 700g 装入单层棉纱布袋制成盐包，用微波加热至 55～60℃，热敷于患侧骶髂关节处，以热敷处皮肤舒适且无剧烈灼烫感为宜，治疗时间 30min。隔天治疗 1 次，10 次为 1 个疗程。

3. 中医非药物疗法

（1）针刺疗法：选穴包括腰部夹脊穴、双侧肾俞穴、秩边穴、委中穴、环跳穴、足三里穴及阿是穴等。

针刺方法：嘱患者取俯卧位，消毒穴位处皮肤后，使用一次性针灸针刺入穴位，夹脊穴向脊柱方向斜刺，其余穴位直刺，捻转得气后留针30min，每10min行针1次，每天治疗1次，1周为1个疗程，共治疗4个疗程。也可根据具体辨证，采用毫针、电针、温针、火针等。

电针方法：针刺得气后通以电针仪，连续波形，通电30min。

火针方法：消毒皮肤，将钨制细火针在酒精灯上烧灼，烧至针尖发红时，对准所刺穴位，迅速刺入和退出。一般进针深度为一寸。隔3天1次，10次为1个疗程。

（2）针刀疗法：选取髂后下棘内下角压痛点为基本治疗点，再查探髂腰韧带附着点及臀中肌，根据有无压痛点选择治疗；前错位者另取股直肌髂前下棘起点，髂腰肌股骨小转子止点；后错位者另取梨状肌和臀中肌、臀小肌股骨大转子止点，腘绳肌坐骨结节起点。

体位：股直肌髂前下棘起点取仰卧位，其余治疗点取俯卧位，腹部垫软枕。消毒与麻醉：常规消毒铺巾，1%利多卡因做局部浸润麻醉，每点1mL。针刀操作：a. 髂后下棘内下角压痛点，于髂后下棘内下角进针刀，斜向内上方，到达关节囊后，先用提插刀法切割3刀，再将骶髂后韧带用同样手法切割3刀；b. 髂腰韧带附着点，在L_5棘突旁开3cm处进针刀，到达L_5横突尖用提插刀法切割3刀，退回针刀至浅筋膜下，转向髂嵴后方内侧附着处，以同样手法切割3刀；c. 臀中肌，取髂嵴最高点下缘约四横指以痛性结节及条索状明显处，纵行疏通3刀；d. 股直肌髂前下棘起点，在髂前上棘向内及向下各1cm处定点，针刀到达骨面后，在骨面上向内铲剥3刀；e. 髂腰肌股骨小转子止点，在股骨大转子向内3cm，再向下2cm处定点，针刀到达骨面后贴骨面铲剥3刀；f. 梨状肌和臀中肌、臀小肌股骨大转子止点，针刀到达股骨大转子尖部的骨面，贴骨面铲剥3刀；g. 腘绳肌坐骨结节起点，针刀到达坐骨结节后上方，于腘绳肌起点处上下铲剥3刀。以上针刀切割、剥离范围均不超过0.5cm。术毕，出针刀，创可贴外敷，立即施行微调手法。疗程：针刀间隔1周进行1次，共2次。

（3）芒针透刺疗法：此法为薛明新教授根据临床多年治疗骶髂关节紊乱的经验，在芒针透刺中首创特殊的进针点。进针点的选择是结合解剖学和芒针治疗特点而定，其位置在大肠俞旁，横平 L_4 棘突，附近有背阔肌、骶棘肌、腰方肌、腰大肌等与骶髂关节有关联的肌肉，皮肤有 L_3、L_4、L_5 神经后支分布。进针后针与皮肤成5°～10°（平刺法），与脊柱的夹角为20°左右，刺向骶髂压痛点方向。

六、航空医学训练

骶髂关节损伤疼痛期间，航空心理训练一般不受影响。暂停抗荷生理训练、高空生理训练、空间定向训练、夜间视觉训练、弹射离机训练、野外生存训练等航空生理训练。

七、预防

①向飞行人员普及骶髂关节紊乱的临床表现知识，出现骶臀部疼痛不适，甚至翘臀跛行时，应及时就诊。

②暑天闷热季节夜间休息时，空调房内注意避免腰臀部过凉。

③涉及腰臀部运动锻炼时，注意运动前热身，腰臀部活动范围逐渐拉开后方可进行运动。日常生活搬抬重物时，要注意双下肢均衡发力，避免腰臀部过伸或过度侧弯。

④所有机种、岗位的飞行人员，坐位工作时避免长时间跷二郎腿，行走、站立时避免下肢过度旋转。

参考文献

[1] ZY/T001.1－94 中医病证诊断疗效标准.
[2] 中华医学会. 临床诊疗指南 [M]. 北京：人民卫生出版社，2009.
[3] 王麟鹏，房敏. 针灸推拿学 [M]. 北京：人民卫生出版社，2015.
[4] 黄桂成，王拥军. 中医骨伤科学 [M]. 北京：中国中医药出版社，2021.
[5] 沈国权. 脊柱推拿的理论与实践：脊柱微调手法体系 [M]. 北京：人民卫生出版社，2015.
[6] 范炳华. 推拿治疗学 [M]. 北京：中国中医药出版社，2019.
[7] 伊智雄. 实用中医脊柱病学 [M]. 北京：人民卫生出版社，2002.
[8] 中华中医药学会. 中医整脊常见病诊疗指南 [M]. 北京：中国中医药出版社，2012.
[9] 励建安，黄晓琳. 康复医学 [M]. 北京：人民卫生出版社，2019.
[10] 张作明，李松林. 航空航天临床医学 [M]. 西安：第四军医大学出版社，2013.
[11] 党静霞. 肌电图诊断与临床应用 [M]. 2 版. 北京：人民卫生出版社，2013.
[12] 潘华山，王艳. 运动医学 [M]. 北京：中国中医药出版社，2017.
[13] 王颉，曹新生. 航空航天生理心理训练及疗养学 [M]. 西

安：第四军医大学出版社，2013.
[14] 刘福祥．飞行人员疾病诊疗规范［M］．北京：人民军医出版社，2007.
[15] 王阶．中医病证诊疗常规［M］．北京：中国医药科技出版社，2013.
[16] 王红新．物理因子治疗［M］．北京：中国中医药出版社，2018.
[17] 卫杰，黄美良，季一鑫，等．空军飞行人员脊柱强健操［M］．北京：解放军卫生音像出版社，2015.